一根吸管有氧治百病

強化呼吸／恢復體態／抗老有活力

趙哲暘——著

推薦序 1

「用心」不只在說明原理與重要性關鍵價值是——把方法教給您

牙醫師早出晚歸地忙碌看診，我很訝異趙哲暘醫師竟然可以幾乎每年出一本專業的健康書籍，因為一本攸關健康又屬於專業範疇的書，恐怕不是坐下來寫寫就可以，因為每個字都要有理論、有根據，甚至有案例，所以對於肯這樣付出的人，我第一件事就是給他讚許。

看了本書的內容，心裡真是感觸良多，為什麼呢？若一個人不是真的在乎、關心健康問題，不是真的擁有樂於分享的熱忱，絕對不會寫這樣一本書。光是看診，就已經使不少牙醫師身心俱疲，趙哲暘醫師還能花時間寫這樣一本書，書裡提到許多健康問題，不只平常就要注意，小小的症狀都得做交叉思考，然後做許多嘗試、檢驗，甚至跋山涉水四處請益，才能找出可以確實解決這些根本問題的有效方法。

我想趙哲暘醫師應該沒多少時間睡覺、沒多少時間陪家人小孩、沒心思品嘗美食、更沒什麼機會享受人生，但希望這樣的努力不要白費，如果有人能因此獲得健康，就是這本書最大的價值了。

本書的主軸幾乎都繞著「氧氣」，很多人一方面是不懂，一方面可能因為「呼吸」不用錢，所以不覺得它與健康有何密切關係或重要性。我們需要反向思考，當你身體氧氣不足時，將付出的代價愈來愈高。我推薦本書的另一個原因是，作者除了告訴大家原理與重要性之外，更重要的是，連怎麼做的方法都細膩地分享給讀者，這本書可以說是一本理論與實務兼具的好書。

我熱愛研究的學弟——趙哲暘醫師，時常與我分享他又發現了什麼、研究了什麼，有時候，我還真笑他是傻小子，這不是說他笨，而是他總是做一些一般人不會或不願意做的事。這是好的開端，也希望能有拋磚引玉的效果，讓更多專業人士願意從不同層面來投入促進健康與福祉的研究。

我相信臺灣醫界是充滿希望的，而醫界的希望需要社會大眾的體諒與支持，我們在乎您們的健康，但健康不是交給醫師就好，還需要您與醫師配合。

您絕對有能力讓自己更健康。

祝福臺灣醫界，也祝福所有讀者，擁有健康、掌握幸福。

前國立陽明大學牙醫學院院長　李士元

推薦序 2

不只關心牙齒的牙醫師

趙醫師真的非常了不起！我一開始認識他，還以為他有受過中醫的訓練！因為他雖然是牙醫，但治療重點卻是幫助病人改善全身健康！牙醫師不是只關心牙齒嗎？結果不然，他把我們中醫講究的「氣」，分析得淋漓盡致！

在中醫理論中，人體的「氣」主要有兩個來源：一是自父母傳下來的「氣」，稱為「先天之精氣」。二是來自自然界包括空氣、食物及水，來自空氣的稱為「清氣」，來自食物和水的稱為「水穀之精氣」，兩種精氣是氣的原料，並且通過腎幫助「先天之精氣」往上輸送，並與脾化生的「水穀之氣」結合。然後這「氣」會繼續向上，與肺所吸入的清氣結合，化為人體之氣。

最後的壓軸好「氣」就是肺氣，《素問．金匱真言論》：「開竅於鼻，藏精於肺。」《靈樞．脈度篇》又指出：「肺氣通於鼻，肺和則鼻能知香臭矣。」肺主呼吸，而鼻為呼吸出入之門戶，所以說「開竅於鼻」。鼻要發揮正常的通氣和嗅覺功能，必須依賴肺氣和調、呼吸暢利。而「調氣養形」在趙醫師的書中可以利用一根吸管來完成。

尤其，預防臉部皺紋更是如此！而想要恢復良好體態更必須透過良好的呼吸練習，加上簡單的運動，使五臟六腑、經絡，乃至全身都不缺氧，這麼一來，體重自然減輕！

透過好好呼吸，好的氧氣會進來身體，幫你把毒素排出去，而毒素就是中醫所謂的「六淫」（風、寒、暑、濕、燥、火）——源於外界，導致人身病氣的元素——代謝出去！

看完趙哲暘醫師這本《一根吸管有氧治百病》，請大家一定要實踐書上提到的練習，用一根吸管好好學呼吸。持續做，真的可以調整呼吸，改變身體唾液酸鹼值，改變睡眠品質，我就是受益兼見證者！所以誠摯地推薦您這本可以找回健康的好書！

中華經絡美容醫學會名譽理事長、吳明珠中醫診所院長
吳明珠

推薦序 3

健康從根築起

能看到這本書的人是很幸運的，若能認同書中提出的立論並身體力行且受益的話，那是更大的福報。如果多數人能接受書中的觀念，那麼目前的牙醫醫療系統將會呈現新的風貌。歡迎大家參與您個人與未來整個醫療體系創新變革的風潮。

這本書能產生這麼大的作用嗎？我肯定地說「是」，因為它告訴大眾，採取簡單可行的辦法能從根本處理健康疾病的問題，方法簡單，經濟，速效事半功倍，可以一舉搞定預防疾病、健康保健、抗老美容等問題，對於花重金治療疾病，又不治本的醫療方式，能沒有巨大的衝擊嗎？這樣的醫療觀念由一位非教學醫院或醫學中心的診所牙醫師提出，真是一個奇蹟，我再度讚嘆哲暘的智慧及努力成果。若無追根究柢、鍥而不捨的精神，本書是不會誕生的。

哲暘從他臨床病人的牙齒上看到牙周，看到病人整體、環境、生活方式等問題，從片段現象一一串聯成可信的線索，找出兩個攸關我們整體健康的重要因素：身體缺氧及體態結構異常。

再由這兩項因素衍生出來的問題，幾乎可以涵蓋所有慢性病，包括過敏、鼻炎、睡眠品質不佳、免疫力下降、精神不佳、體力衰弱、各種代謝症候群、糖尿病、心臟病等，而這兩項因素居然都與牙齒有密切關係。在哲暘的闡述下才驚覺「病從口入」不只是指吃下的東西而已，口齒本身的病變也是非常重要的因素。

更值得慶幸的是哲暘已經將「如何改善」的問題設計出簡單可行的辦法了，書中有詳盡解說。

以我而言，我才戴了哲暘為我製作的顎骨撐開器兩個月，就明顯地感覺到睡眠品質改善，精神體力變好，牙齒排列較整齊等變化。我體驗也見證了他書中的論述確實可行。

我預期不拔牙式的整牙將是未來的新標竿，有心抗老的人都可整牙，即便是銀髮族也可以，我就是最好的範例。哲暘的新書讓我再次驚豔，不由得極力推薦。希望大家都能透過本書改善「身體缺氧」及「體態結構異常」的問題，使您的健康從根築起，能從此擁有彩色的人生。

振興醫院骨科部主任　敖曼冠

推薦序 4

一本從「氧」說起的養生好書

認識趙哲暘醫師賢伉儷已有一陣子，知悉趙醫師是一位傑出的牙科臨床醫師之外，更是精通資訊、設計、發明、經營、寫作等才華洋溢的全方位醫師；有一天，突然接獲趙太太來電要我幫趙醫師的新書寫序，當時我還沒看到書，一口氣就答應了。

後來，等到我看到該書的稿件後，哇！嚇一跳，僅就書名《一根吸管有氧治百病》，就讓我驚訝與好奇，眼睛為之一亮，等到仔細看完全書後，更發覺，趙醫師從一位優秀的臨床牙醫師，發揮其敏銳的觀察力及邏輯的思維力，再加上鍥而不捨的科學求真精神，從「氧氣供需」的發現及「體態平衡」的認知，運用到口腔顏面各式疾病及現象的解釋及預防。趙醫師具有超出一般牙醫師的智慧與才能，真是令人敬佩！

本書綜合了一般臨床醫學、基礎醫學、能量醫學、口腔醫學等，從「氧氣」的故事開始講起，對「氧氣」在人體內巨觀及微觀的作用，器官及細胞的機轉，鉅細靡遺地闡述；並進一步講述「呼吸」——對影響呼吸的各種因素、機轉、疾病、功能、體態、外觀等，有著獨特的見解與說明。尤其「從一根吸管」開始練習正確的呼吸訓練，如何克服鼻過敏、打鼾、歪斜體態、咬合異常、吞嚥習慣、牙周預防保健等，有著淺顯的說明及彩色圖畫，使人易看、易懂、易學，本書是一本用心寫作、精心製作的書籍！

最後，再次對作者趙醫師的才華及能力予以肯定及讚賞，也預祝本書賣座暢銷，增進全民健康意識，造福群倫。

臺北醫學大學牙醫學系所，系主任暨研究所所長
鄭信忠 教授

自序

二十年的臨床工作中，我不斷努力創造有效且合理的治療成果，醫學進步飛快，民眾對於治療品質的期待更勝以往，所以即使在健保給付低到不可思議的大環境下，我仍舊持續更新軟硬體診療設備，並進修學習。

在專業領域之外，我藉由學習不同領域的遠絡醫學、結構醫學與能量醫學課程，讓視野與技術同時擴展，也重新審視疾病的真諦。我為病人想盡各種治療辦法，只是成果是否持久，往往不是我可以控管的，原因在於疾病常是生活習慣不良的結果。想改善病情，重點在病人是否願意戒除不良習慣，如果有良好的生活習慣，疾病發生的機會是非常小的。

我的牙科領域裡，最難纏的就是牙周疾病，本書特別從「氧氣供需」與「體態平衡」的觀點，回頭審視這個牙科醫師最不容易對付的口腔疾病。治療牙周疾病，牙醫師把牙齒洗乾淨，病人把牙齒刷乾淨，雖然可以獲得短暫成果，但是往往不到半年時間，疾病持續破壞的惡果很快又現形。

因為牙周病是疾病的結果，而不是原因，治標是為了快速減輕症狀，減少病患痛苦，如果病人願意努力維持，治療的效果一定好，只是病因仍然存在。在我多年嘗試與驗證中，慢慢瞭解這個病因關鍵就是「氧氣」。

一旦從氧氣供需思考疾病，很多症狀就變得容易解決，愈來愈多成果印證「改善氧氣供需就可以改善疾病」，而改善氧氣供需必須「養成良好的生活習慣」，所以要多晒太陽、深層呼吸、常喝水，加上吃有機的食物，細嚼慢嚥。以上成為我治療病患時，一開始就會先說明的「就醫須知」。

病人改善牙周病，同時改善高血壓，糖尿病的血糖也降低了，腰痠背痛的感覺也減輕不少，甚至鼻塞、打鼾的上呼吸道症狀也舒緩許多，當以上症狀減輕時，年老掉牙的機率跟著降低了。

這本書探討氧氣對人的影響，以及如何透過適當練習，促進呼吸道的功能，使身體有氧，也使歪斜的體態結構慢慢恢復平衡。大家應該很好奇，一位牙醫師為什麼將診療重心放到「氧氣供給與消耗」的領域？

氧氣的重要性不言而喻，提供適當氧氣協助病人改善疾病症狀是醫師常用的手段（病人一進到急診室，通常會立刻掛上氧氣，原因在於氧氣可以救急）。現在環境與食品安全問題層出不窮，民眾缺乏運動、喝水習慣不良、工作繁忙與過度勞累，幾乎都有嚴重的慢性缺氧症狀，所以高血壓、心臟病、糖尿病等文明病不斷產生。

疾病出現後，病人往往把藥物當做仙丹吃，卻不重視比藥物還重要的營養素——氧氣，為了讓更多人瞭解氧氣的重要，我在本書中說明「氧氣不足」是目前最需要擔心的健康大敵，特別是鼻塞過敏與睡覺打鼾，更是扼殺健康的關鍵因素。

希望大家重新認知「老化」與「呼吸能力」息息相關，想要長命百歲，而且同時保有良好生命品質，最簡單的方式就是從好好呼吸開始。

這本書是我臨床診療的心得，也是屢次參與電視、電臺節目獲得廣大迴響的精華。為了您與家人的健康，請從本書教導的養生方法開始練習，相信在短時間內一定可以讓您體會到「有氧活出生命力」的感覺！

目錄

Chap. 2

氧氣是否足夠有關係

Chap. 3 用一根吸管好好學呼吸

Chap. 4 用一根吸管改善體態

Chap. 5 不要老掉牙，牙周疾病的預防保健

Chap. 6

好習慣讓你不生病

Chapter 01

長命百歲 從呼吸開始

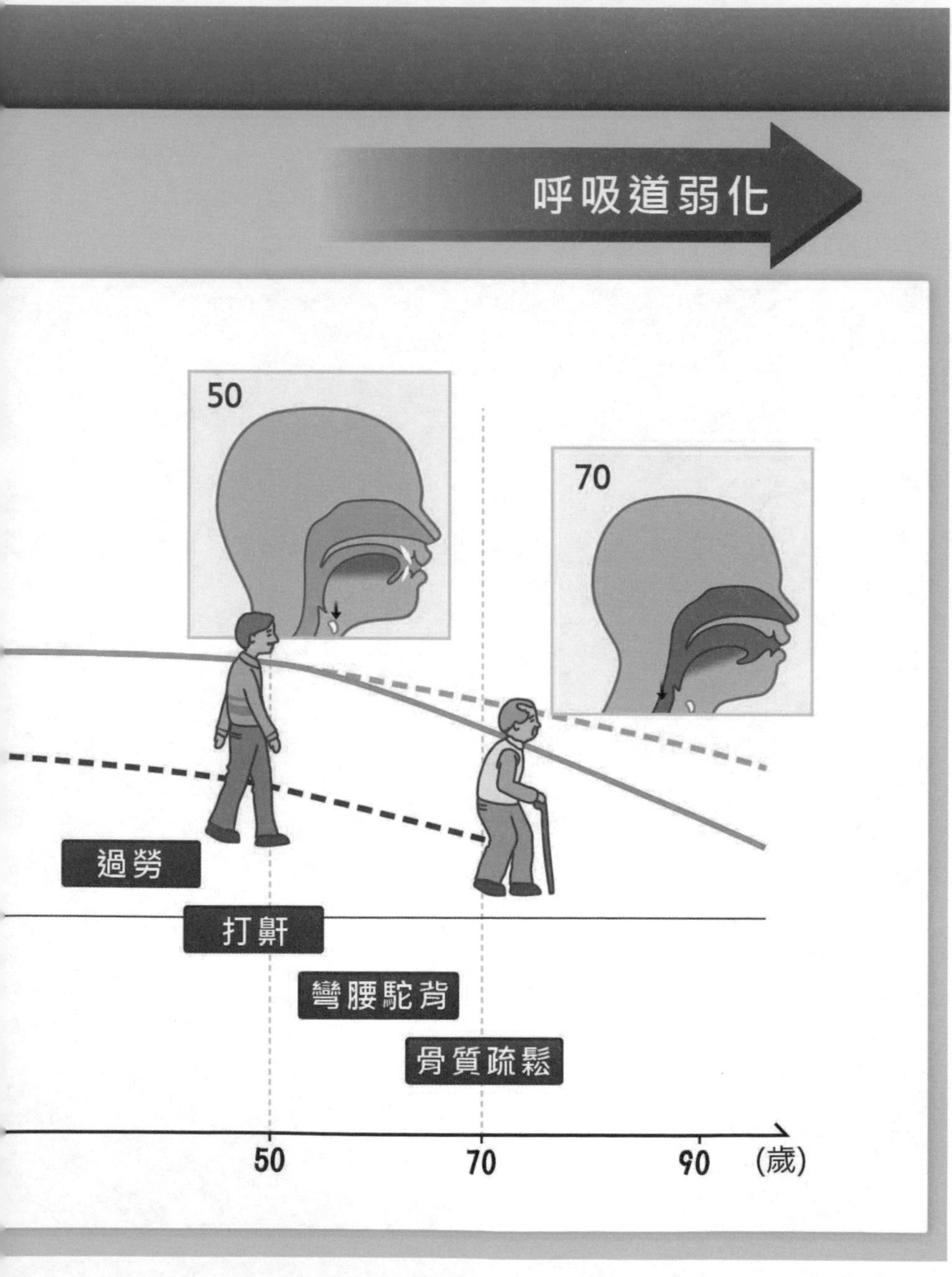
呼吸道弱化
50
70
過勞
打鼾
彎腰駝背
骨質疏鬆
50
70
90
(歲)

人的一輩子

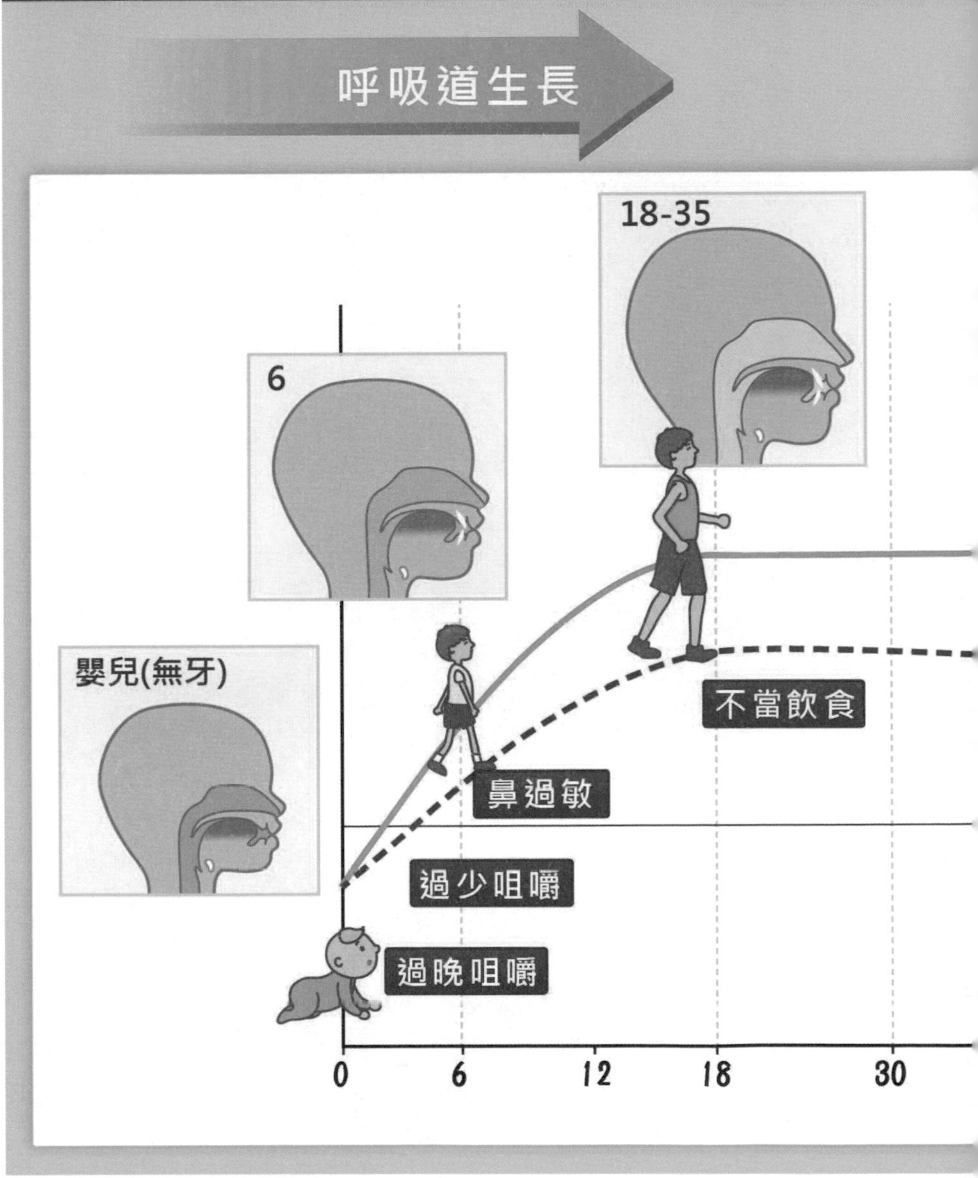

影響生命品質的關鍵：上呼吸道

人終究會走向衰老，到了七老八十，彎腰駝背，走路緩慢；站不穩，坐不舒服；說話慢，記性也變差；晚上不容易入睡，清晨卻早早醒來；常常腰痠背痛，慢性疾病也逐漸出現。身體愈加衰敗，上醫院成家常便飯，病痛似乎更不容易好。

衰老是人們一輩子最擔心的事，卻是一出生就必須直直向前的目的地。年老是躲避不了的，可是生命品質卻不必然跟著身體老化一起衰敗，只要破解身體老化的關鍵，隨時預防造成身體衰敗的不良習慣，甚至，只要掌握竅門，很容易擁有健康身體與良好的生命品質。

人從嬰兒到成年，身高逐漸變高，體格逐漸強壯；從壯年到老年時，身高則因為骨質疏鬆而慢慢變矮，甚至彎腰駝背。人的身體健康與否，或是生命品質是否良好，其實和身高沒有太大的相關性；但在長期觀察與臨床治療的成果中，我發現生命品質與呼吸能力卻有絕對關係，而呼吸能力又和上呼吸道是否暢通息息相關，上呼吸道的鼻道與咽喉氣道更是關鍵中的關鍵。

當人的鼻道與咽喉氣道狹窄，不僅容易鼻塞過敏、睡覺容易打鼾，甚至會出現睡眠呼吸中止症。如果空氣不容易進到身體裡，呼吸將變得急促，身體開始缺氧，不僅人沒有精神，慢性與精神疾病可能出現，也會導致肌肉鬆弛，體態與自律神經不平衡。由此可知，上呼吸道一旦出問題，將百病叢生。

舉例來說，肝臟需要代謝因無氧呼吸而產出的乳酸毒素，解毒過程需要消耗大量的氧，造成大腦缺氧，產生負面

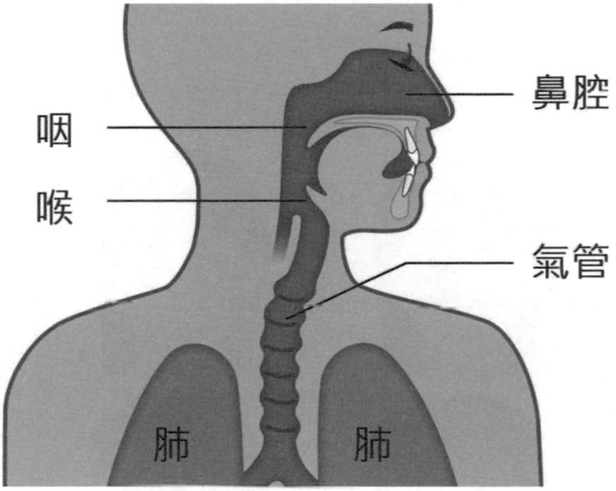

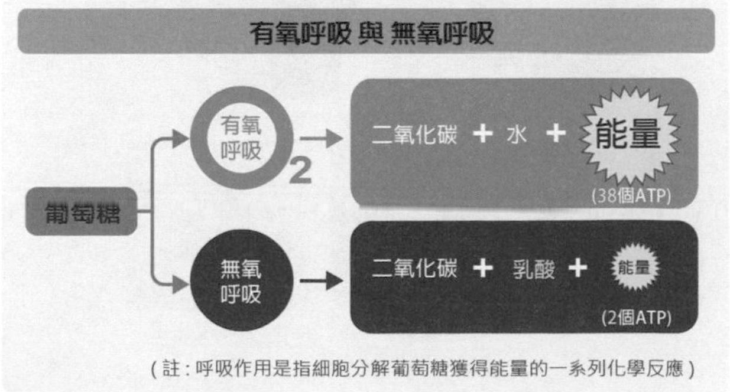

負面情緒與牙齒、缺氧的關係

容易有生氣、發怒，憂鬱、煩惱、焦慮等負面情緒的人，會不自覺地咬牙切齒，使牙齒因緊咬而磨耗，因此上下牙齒咬合高度變短，鼻子以下的臉變短，上顎高度也縮短。

咬合高度減少讓舌頭後縮，造成氣道更狹窄；上顎骨頭高度變短讓鼻道高度縮減、鼻中隔彎曲，鼻道更狹窄。上呼吸道狹窄造成呼吸急促、身體缺氧，缺氧又更加重負面情緒。

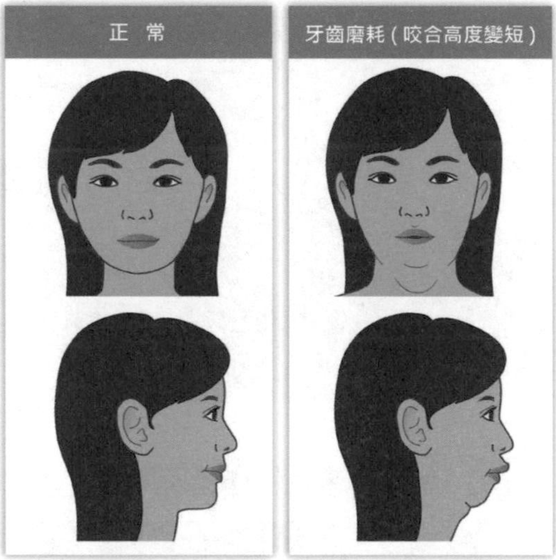

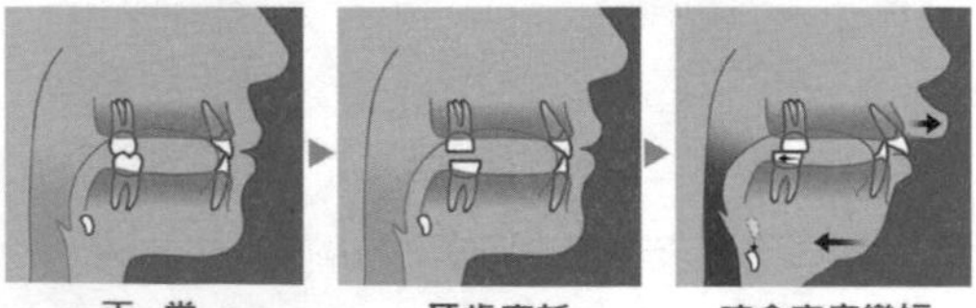

正 常　　牙齒磨耗　　咬合高度變短

情緒，中醫説怒傷肝，而肝功能變差會更容易發怒，愈發怒愈耗氧，形成惡性循環。

要讓人活到老還維持良好的生命品質，最關鍵是維持上呼吸道暢通，而維持上呼吸道暢通就要從口腔保健開始，不僅要清潔牙齒與牙周，更需要透過良好生活與飲食習慣，使牙齒周圍的上下顎骨維持適當大小，才有助保持鼻道與氣道暢通，確保身體隨時有氧、有活力。如此一來，可以擺脱疾病牽絆，更可以返老還童，在晚年享受努力一輩子的成果。

許多原本是老人家才會有的病症，現在卻普遍發生在孩子身上，關鍵原因就是咀嚼弱化，這是飲食西化，乳製品、蛋與麵粉做成的加工食品侵入孩童飲食的結果。

現代父母誤以為高單價的精緻食品才有營養，但過於精緻的食物卻讓孩子失去咀嚼的能力。現代人臣服於這些食品廠商的圈套之中，不僅傳統飲食文化逐漸消失，也傷害孩子的健康。精緻的食物使咀嚼弱化，咀嚼弱化使呼吸道變窄、呼吸弱化，而呼吸弱化是百病叢生的根本原因。從兒童青少年癌症發生率不斷提高，可以看到父母過度呵護孩子的後遺症！（根據榮總洪君儀醫師研究，臺灣兒童青少年癌症發生率年增幅達一%，兒少肝癌發生率是美國、日本的兩倍。）

兒童咀嚼弱化的問題

我在《顧好牙齒，讓孩子不生病》書中，特別提到孩子因為咀嚼弱化，造成牙齒周圍上下顎骨發育不足，導致鼻道狹窄、鼻過敏；牙齒沒有足夠空間發育，排列不整齊；狹窄的顎骨與凌亂的牙齒又造成舌頭活動空間不足，所以口齒不清、吞嚥異常、睡覺打鼾，還進一步造成顳顎關節症狀、偏頭痛、骨質弱化、彎腰駝背、頸椎壓迫等引起的自律神經問題。

皺紋與呼吸有關？

皺紋的祕密

常從報章雜誌看到一些「凍齡女星」，雖然已過中年還是像年輕女星一樣漂亮美麗，年齡彷彿沒有增長。臉部老化的紋路是最不容易掩飾的，如果被讚美凍齡，那一定是臉上沒有明顯的魚尾紋、法令紋與木偶紋等。

皺紋代表什麼呢？有沒有簡單的方法讓我們和凍齡美女們一樣常保年輕、美麗與健康呢？

臉上的皺紋是年老的顯著特徵，我們常用皺紋多寡及深淺來簡單評斷人的年齡。一般而言，皺紋可能是臉部表皮老化，或是受外力碰撞、陽光中紫外線等外在環境傷害等原因而產生；加上皮膚裡的膠原蛋白與水分含量漸漸流失，所以使皮膚喪失彈性，進而加速老化的現象。

除此之外，頭顱骨因為骨質流失而變小，也會讓皮膚產生皺褶，就像孕婦生產之後，寶寶離開肚子而產生的妊娠紋一樣。而骨質疏鬆、牙齒周圍顎骨的弱化，更會加速皺紋的產生，特別是法令紋與魚尾紋。根據我從事牙科多年的臨床觀察，法令紋與木偶紋變得明顯，不僅代表老化，更顯示口腔功能弱化造成顎骨功能不足。

一般皮膚科認為魚尾紋是因為眼睛周圍的皮膚變薄且皮脂變少，加上眼睛周圍的肌肉衰老而形成。從骨質流失的角度來看，人到三十五歲後，骨質每年會流失一％～二％（停經後婦女骨質流失每年約二％～三％）。

而且隨著年齡愈大，骨質流失愈多，假設每年流失一％，二十年即可能流失總骨量的二〇％，結果，就是頭顱骨頭的體積變小。好比燈籠的骨架變小，沒有同時變小的燈籠皮就產生皺褶，因此會在臉部凹陷或轉角的位置出現皺紋，其中以每天眨眼睛上萬次造成的魚尾紋最容易出現。

通常不到四十歲，人的頭顱骨就會開始變小，影響最大的兩個部分，第一是鼻子通道變窄，鼻子功能不足，容易產生鼻子相關症狀；第二是嘴巴通道變窄，牙齒排列開始凌亂，舌頭的活動空間也不足，間接造成咽喉氣道變得狹窄而容易打鼾，這就是舌頭活動空間不足，往咽喉移動的結果。也就是說，一個人的上呼吸道從四十歲前就開始逐漸變窄，只是初期不明顯，可能到五十歲以後才會感受到。

檢測是否有骨質疏鬆的危險因子

1 **身高變矮，容易彎腰駝背**
靠牆站立、眼睛直視前方，頭部與牆距離超過三公分以上，就算體態異常。

2 **肥胖** 特別是六十歲以上，體重減年齡大於或等於二十五公斤者。

3 **不良習慣** 吸菸、飲酒、吃檳榔、大量外食者。

4 **慢性疾病** 糖尿病、甲狀腺病患。

5 **家族病史** 有骨質疏鬆家族史者。

6 **容易鼻塞或打鼾症狀**
慢性缺氧導致酸性體質，也是骨質疏鬆的關鍵原因。

為了維持牙齒周圍上下外型，必須大量咀嚼，但現今人們的飲食與生活習慣，幾乎都吃軟不吃硬，所以更難保有牙齒原來的外型，不僅魚尾紋等皺紋提早出現，也進一步使臉上的法令紋與木偶紋變得更明顯。這些大型皺紋和上呼吸道功能弱化，甚至與身體結構歪斜息息相關。

皺紋同時代表骨質疏鬆，一方面因為顎骨的骨質疏鬆導致呼吸道變得狹窄，另一方面會因為頭顱重量改變，導致頭顱重心改變（提高），增加彎腰駝背的機會，而骨質疏鬆會讓脊椎側彎更嚴重（彎曲的脊椎更容易出現骨質疏鬆，使脊椎更歪曲）。後者在第四章，將有詳細說明。

顱骨與顎骨變小，皺紋變多，也會造成鼻道變窄、門牙排列凌亂，從側面看，下巴後縮或戽斗變嚴重（同時咬合高度變短），使舌頭往咽喉移動，舌骨下移（雙下巴），氣道變狹窄。

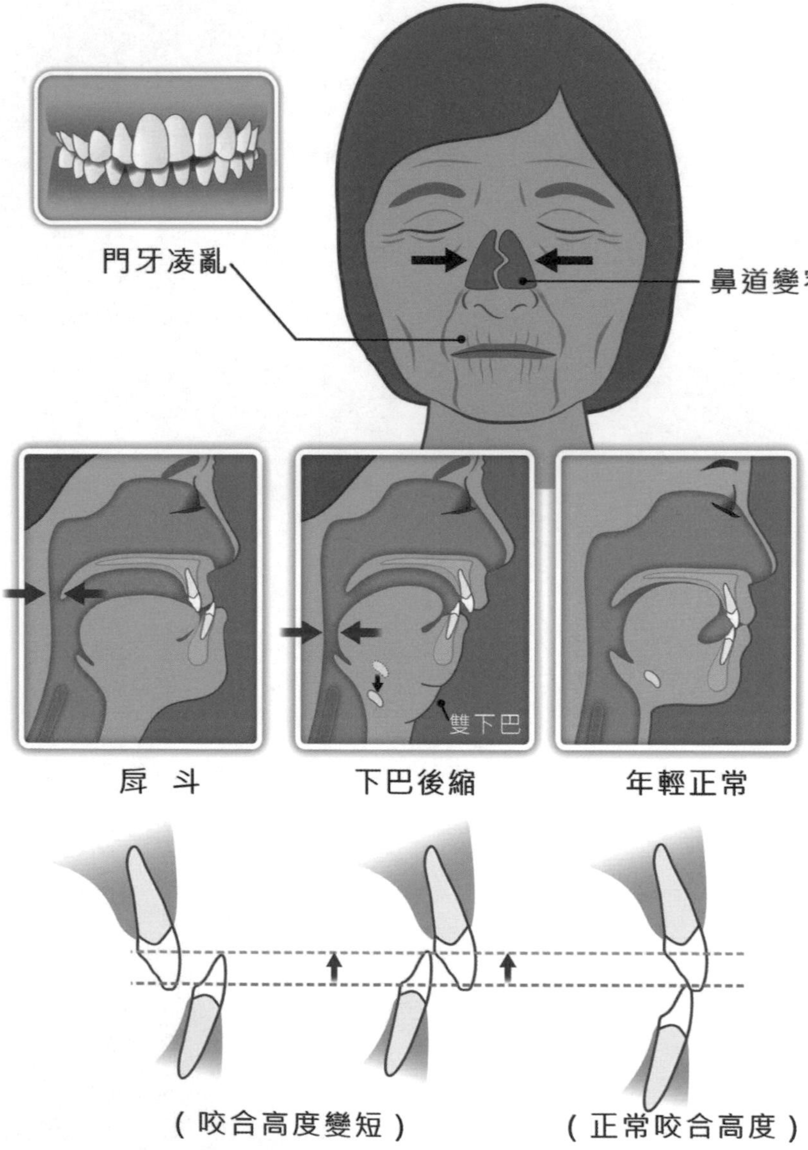
門牙凌亂
鼻道變窄
雙下巴
戽斗
下巴後縮
年輕正常
(咬合高度變短)
(正常咬合高度)

法令紋與木偶紋的故事

一、法令紋

除了老人家，哪些人比較容易出現法令紋？在臨床上，戽斗與部分暴牙的病人比較常見有法令紋，特別是戽斗的病人，外觀上除了下巴發育相對較大，最明顯的就是法令紋。戽斗的病人都有嚴重狹窄且長度過短的鼻道，鼻子容易長期鼻塞或是鼻過敏。

戽斗是上顎骨頭發育不足的問題，上顎骨包覆著鼻道，一旦狹窄或凹陷，鼻子功能當然也變得不理想，外觀就

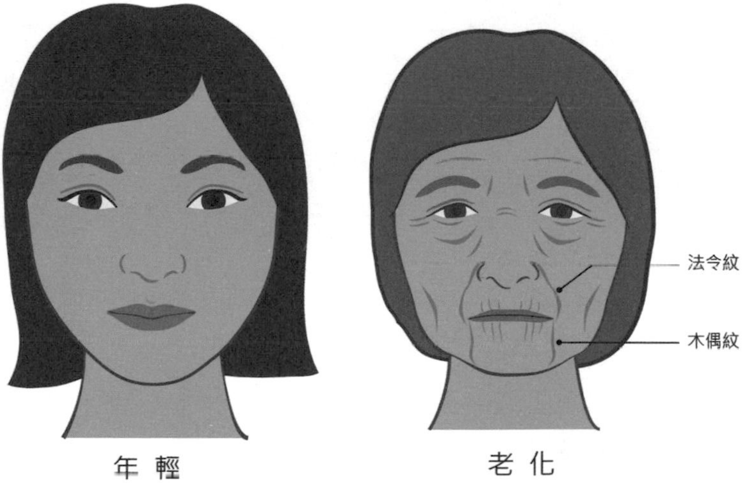

法令紋：老化型法令紋是因臉部皮膚鬆弛。
木偶紋：主要是嘴邊的支持組織老化鬆弛，導致脂肪組織下移。

戽斗病人

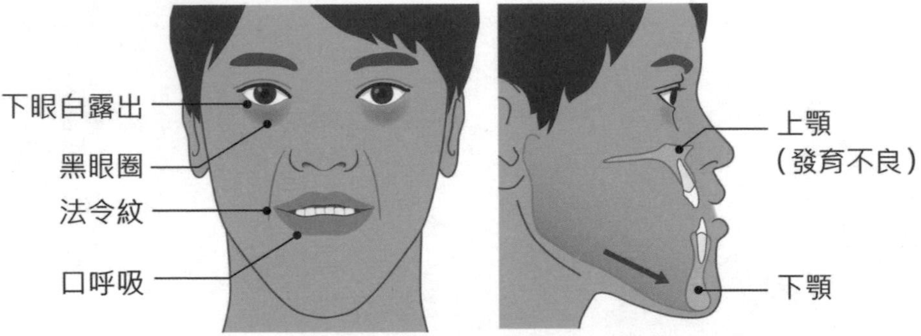

是蘋果肌凹陷、下眼白容易露出、黑眼圈、習慣（也只能）用嘴巴呼吸，最關鍵的特徵就是法令紋。

正常的臉型一旦出現法令紋，代表上顎骨已經開始變窄與往後退縮。上顎骨頭的萎縮是老化的關鍵，也就是說，法令紋出現得愈早或愈明顯，代表鼻子功能開始弱化，身體當然老化得比其他人快。

反過來說，避免法令紋出現與加深，即是延緩老化的關鍵。大量咀嚼、扣齒、練氣功、舌頂上顎等老祖宗的養身之道，可以視為維持上顎骨功能的理想做法，難怪俗話說：「嚼湯喝飯享天年。」維持理想的咀嚼能力，同時多做促進上顎骨頭功能的動作，就可以盡量維持鼻道暢通，而鼻子好，呼吸順暢，身體當然健康。

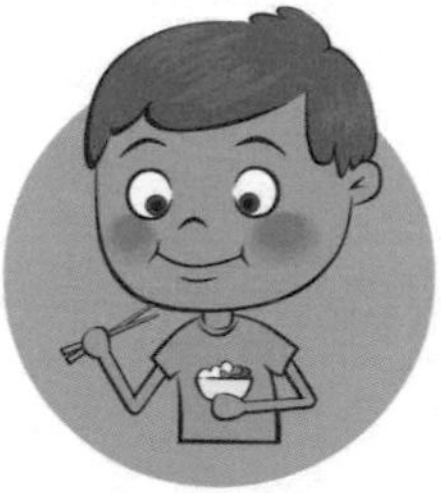

大量咀嚼

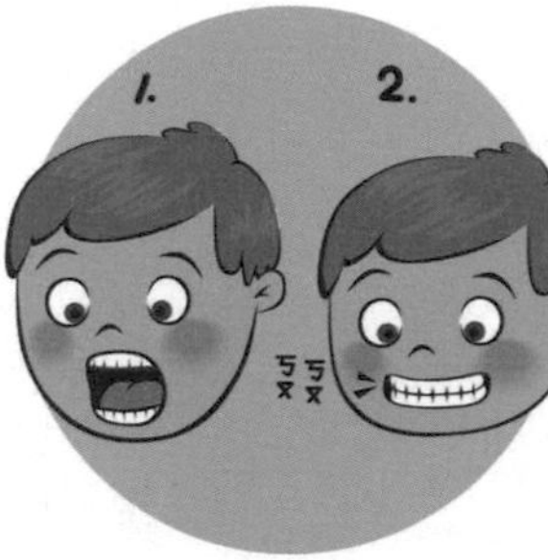

扣齒

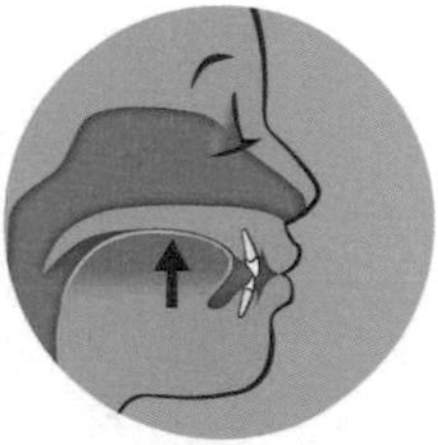

舌頂上顎

為何戽斗病人容易有法令紋？戽斗和遺傳有關？法令紋是遺傳的問題？

我多年的臨床經驗顯示，戽斗有部分是遺傳，但是大部分戽斗臉型是因為嬰孩時期咀嚼弱化，太少咀嚼或吃過於精緻食物，使牙齒周圍的顎骨發育不理想，進而引起吞嚥異常、吐舌癖等不正常的口腔周圍肌肉動作，進一步造成暴牙或戽斗臉型。

大量不拔牙矯正治療的成功經驗中，我發現只要恢復顎骨寬度與正常的舌頭等口腔肌肉功能之後，戽斗與暴牙臉型可以不藉由手術或拔牙而獲得改善。所以我認為戽斗是「顎骨的表徵遺傳基因，因為功能弱化而顯現」。透過適當的治療協助，可以讓發育弱化的顎骨重新獲得正常的發育，同時在短時間內改善鼻塞與鼻過敏的症狀。

二、木偶紋

木偶紋和舌頭功能息息相關。請各位試著照鏡子，吞一口口水，看看自己吞口水時，嘴角會不會往兩側下垂。

暴牙與下巴相對較小的人，吞嚥時嘴角明顯下垂，下巴中下位置的頦肌會用力往後上推，出現皺褶（這時舌頭是不是不自覺也往前推？），牙齒同時用力咬著，甚至向著鏡子裡的自己點頭，然後咽喉咕嚕一聲，口水才順利吞到食道裡。

看似簡單，而且每天多達一千五百～二千次的吞口水動作，竟然需要這麼多細節來完成，由此可知，吞嚥不僅是一個動作，更代

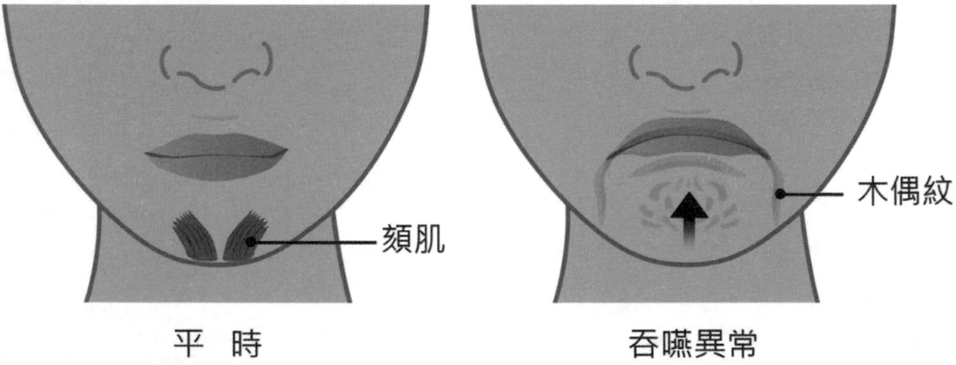

頦肌上推對牙齒的影響

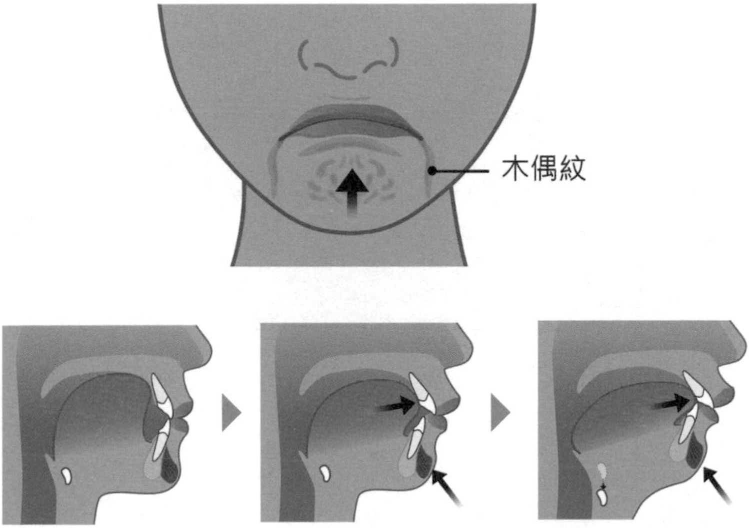

表舌頭功能是否正常與體態是否平衡。我們再來看看，木偶紋和吞嚥動作有什麼相關性？

吞口水時嘴角下垂，是吞嚥異常的一種，因為正常吞嚥不需要讓口腔周圍肌肉如此用力。吞嚥異常的主要原因在於舌頭的活動空間不足，在有限空間裡，只好奮力一擊，原本輕鬆的吞嚥需要增加力量，嘴唇周圍肌肉，甚至頸部與肩部肌肉開始幫忙。嘴角下垂、頦肌上推、牙齒重咬，甚至點頭敬禮，都表示吞嚥需要較大的力氣才能完成。

頦肌上推容易造成下門牙凌亂與上

門牙外推，同時舌頭也會將上門牙前推，助長暴牙。

吞嚥異常久了，嘴角下垂就變成木偶紋。木偶紋形成的原因，除了體態失衡外，關鍵在於舌頭活動空間出了問題，每天上千次的異常吞嚥動作產生後，除了嘴角更下垂，舌頭也會愈往咽喉位置移動，所以伴隨著出現雙下巴。

雙下巴與木偶紋都是觀察老化程度的指標，兩者都是舌頭功能與位置有問題。舌頭活動空間不夠，產生過大推力，造成吞嚥異常，久了出現木偶紋，當木偶紋產生，代表口腔空間狹窄的時間已久。而法令紋代表上顎骨已經相對狹窄與後縮，加重口腔變狹窄、上門牙開始外暴或凌亂、吞嚥異常的情況，更容易產生木偶紋。

舌頭因為活動空間不足而往後下方移動，舌頭愈往後下方移動，舌頭前推的力量愈大，木偶紋的情況也相對嚴重。舌頭活動空間只會隨著老化的過程而逐漸變狹窄，所以舌頭愈來愈往後縮，雙下巴愈來愈明顯。外型不好看倒是其次，影響最劇的是舌根後方的咽喉氣道，因為舌根逐漸壓迫，讓咽喉氣道愈加狹窄，不僅睡覺開始打鼾，連白天正常的呼吸都開始變得微弱、急促，使身體獲得的氧氣減少。千萬不要小看木偶紋與雙下巴，它們都是牙齒長期咬合出問題與顎骨功能不彰造成的退化。

吞嚥異常造成可怕的惡性循環

吞嚥異常時，舌頭推上門牙外暴，頦肌推下門牙內倒，造成深咬+牙齒重咬，進而使咬合磨耗與上下顎直高度降低，舌頭活動空間更不足，吞嚥更異常。

吞嚥異常也造成咽喉氣道愈來愈狹窄、舌頭後縮，當氣道狹窄、上呼吸道弱化、身體缺氧，導致舌頭對牙齒的推力變大（超過〇．五公斤），因此吞嚥動作更異常，形成惡性循環。

老化與上呼吸道

年輕人微笑時，上排牙齒與牙齦露出較多，隨著年齡漸長，逐漸變成下排牙齒、牙齦露出較多，一來是因為嘴唇肌肉鬆弛，更關鍵的原因是上顎骨頭往上萎縮，造成鼻道周圍上顎骨頭的高度減少，以及鼻道高度減少，加快鼻子功能弱化的速度，也讓上呼吸道的功能更加不足。

出現法令紋則代表上顎骨狹窄與後縮，鼻道愈狹窄，鼻子功能也愈差，老化的速度會再加快。

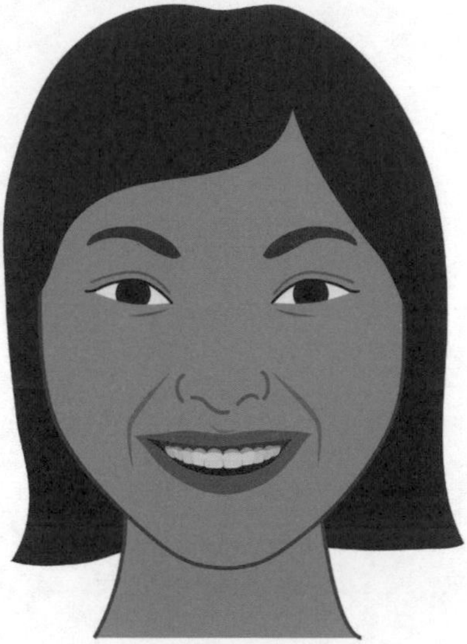

年輕時笑
上排牙齒與上牙齦露出較多

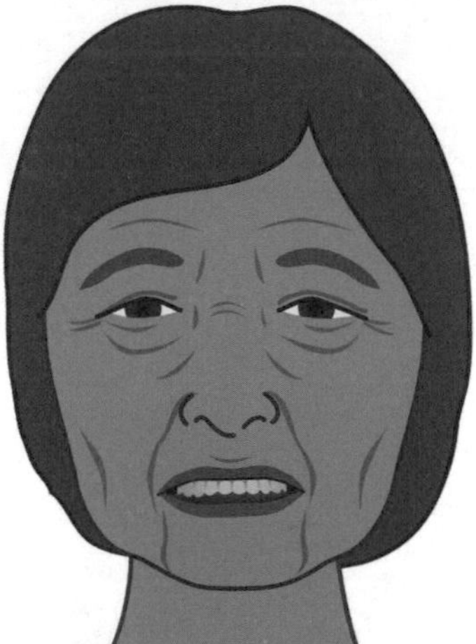

年老時笑
下排牙齒與下牙齦露出較多

Chapter 02

氧氣是否足夠有關係

- 酸性體質
- 自由基傷害
- 發炎反應多
- 氧氣使用效率低

慢性病
如：高血壓、心臟病、糖尿病

急性病
如：中風、心肌梗塞

惡性病
如：癌症

身體產生的疾病
是慢性、急性還是惡性，要看個性

缺氧是萬病之源

供氧不足

大氣含氧量降低
溫室效應與空氣汙染
鼻塞過敏與睡覺打鼾
呼吸淺、呼吸急

血液循環不良

缺乏運動
心肺功能低下
紅血球沾粘

耗氧過量

人忙（過勞、熬夜）
心忙（煩惱多、壓力大）
食用加工與黑心食品
過多環境汙染
失眠、淺眠

→ 身體缺氧

上呼吸道是身體氧氣供應的鎖鑰，上呼吸道暢通，才有足夠空氣進到肺部，透過肺泡微血管將氧氣交給紅血球內的血紅素，運送到身體各個器官。如果上呼吸道狹窄，有鼻塞與打鼾的症狀，就沒有足夠空氣進到肺部，也沒有足夠氧氣送到組織細胞，身體就無法產生能量，維持運作。

雖然身體可以用無氧呼吸或降低耗氧的方式來因應，卻會因此生病，甚至出現令人聞之色變的癌症等重大疾病。第一章提到老化使臉型改變，改變後影響最大的就是上呼吸道，如果再加上彎腰駝背，會造成上呼吸道更狹窄，使身體更缺氧。

缺氧對身體影響有多嚴重？如何簡單研判身體缺氧的狀況？是哪個環節出了問題才讓缺氧變得嚴重？

我個人認為身體產生疾病的關鍵有兩個，第一是缺氧，第二是身體結構異常。其中以缺氧的影響最嚴重，人可以三天不吃飯，可是三分鐘不呼吸就無法生存。而從結構醫學來說，當身體骨架結構歪斜，造成肌肉張力異常，接著壓迫血管與神經系統，如果身體又處於慢性缺氧的狀態，特定部位很容易發生疾病。

身體結構異常與疾病的發生

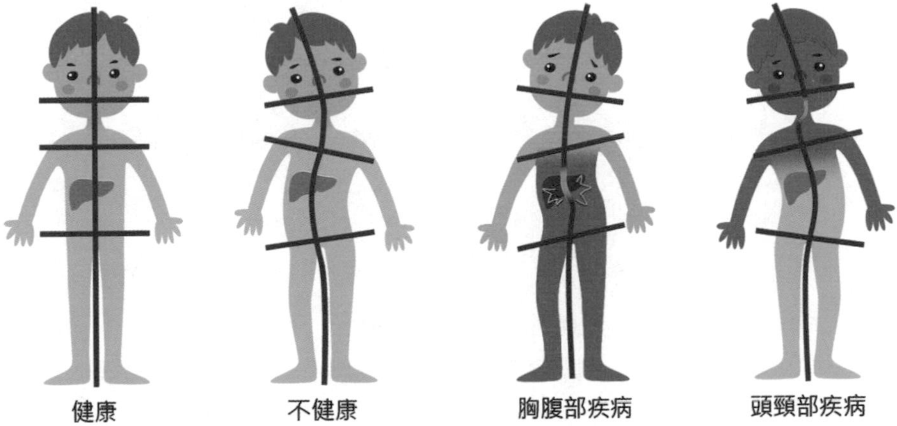

人一天需要呼吸多少空氣？

人每分鐘呼吸約八～十二次，每次約呼吸〇．五公升的空氣，一天大約呼吸六千～九千公升的空氣，數量遠遠大於一天所需二～三公升的水，與不超過一公斤的食物。

為什麼會缺氧？

缺氧是身體衰敗的開始，缺氧的原因不外乎是氧氣供給不足與消耗過量。身體容易缺氧的狀況包括：晚上沒睡好而耗氧過度；生病或手術也會過度耗氧；吃太多加工食品、奶、蛋、麵粉與糖等慢性過敏原，以及含有農藥或被重金屬汙染的食物（容易產生吸熱效應）……身體缺氧後會出現很多症狀，輕則容易感到勞累或生氣，久了會產生慢性疾病與負面情緒。長期缺氧嚴重則會導致癌症、中風或猝死。

吸熱效應

由於金屬吸熱，發炎器官就會因此降溫，同時降低發炎狀況，氧氣也比較容易進入器官，使器官恢復功能，但令人擔憂的問題是——重金屬進得去，卻不容易排出來。

當重金屬累積過多時，除了毒性外，器官將因為過多重金屬而造成溫度下降，細胞代謝功能變差，功能每下愈況。

缺氧導致的問題

一、失去正常生理功能

沒有足夠氧氣，身體就沒辦法法產生足夠能量，器官組織與細胞就沒辦法維持正常生理功能，容易感到勞累，如果天氣變得寒冷，手腳就容易冰冷、鼻塞過敏更嚴重。

以我為例，小時候是所謂的「冷底子」體質，一到冬天就手腳冰冷，總是病懨懨，鼻塞、感冒是家常便飯。當上牙醫後，我自行將上顎骨慢慢擴開，同時提醒自己勤做呼吸練習後，即不再出現以上的不適，而大部分病人經過我的治療與建議，身體開始溫暖，上呼吸道暢通，改善身體供氧狀況後，慢性疾病也逐步獲得改善。

二、平滑肌鬆弛

最常見的平滑肌是咽喉的肌肉、胃上下方的賁門與幽門，以及膀胱、尿道開口旁的括約肌，當這些肌肉因為長期慢性缺氧而鬆弛，就會有打鼾、胃食道逆流、十二指腸潰瘍與攝護腺肥大的困擾。

平滑肌鬆弛

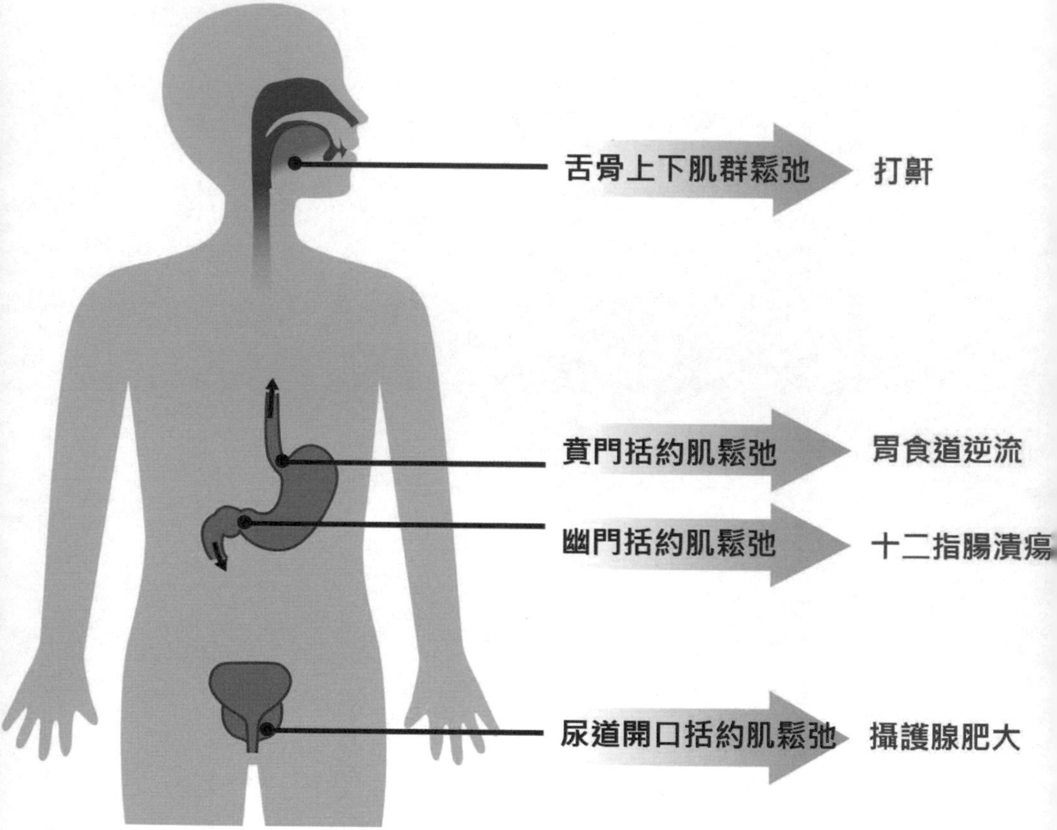
舌骨上下肌群鬆弛
打鼾
賁門括約肌鬆弛
胃食道逆流
幽門括約肌鬆弛
十二指腸潰瘍
尿道開口括約肌鬆弛
攝護腺肥大

三、交感神經亢進

交感與副交感神經屬於身體自主神經系統，控管五臟六腑與內分泌功能，等於身體的自動導航系統。如果交感神經容易亢進，好比飛機一直準備起飛，會消耗更多油料，以身體來說，就會消耗更多氧氣，變得容易緊張、情緒起伏大，晚上睡覺容易咬牙切齒、磨耗牙齒，臉部肌肉也容易疼痛。交感神經一直處於亢奮，大腦就無法好好休息，睡眠品質變差，因此感覺更勞累。

四、酸性體質

身體缺氧會造成「酸性體質」，因為身體在氧氣不足時，會產生過多酸性，例如無氧呼吸會產生大量碳酸與乳酸。身體愈缺氧，產生的酸性物質愈多，等於不斷累積毒素，要耗費更多能量來代謝掉，於是更勞累。很多人在激烈運動時，出現過度喘氣（表示身體需要大量氧氣），大量肌肉細胞行使無氧呼吸，造成乳酸堆積，肝臟必須大量耗氧來代謝乳酸，身體的氧氣更加不足，這時供應心臟肌肉的氧氣更加不足，甚至可能造成猝死意外，不可不慎。

酸性是指pH值低於7，酸性體質的人，身體的體液酸鹼值常常低於7，而癌症病人甚至低於6.5。pH值表示氫離子（H^+）的濃度，pH的數值愈小，代表氫離子的濃度愈高，身體愈酸。

身體裡的氫離子量太多，代表正電荷（+）太多了，這是身體產生疾病的關鍵。我們用高壓電塔來比喻，酸性體質就是「正電荷」太多，等於身體裡高壓電塔太多，器官組織內的細胞「負電荷」電子容易被高壓電塔吸走，造成到處都有細胞死亡的「自由基傷害」（過多正電荷將負電荷吸走）！

人如果太靠近高壓電塔或變電箱，一開始好像沒事，可是過一陣子卻會被強大的吸力吸過去。因為人體裡有生物電，高壓電有非常強大的正電荷，會吸引身體的負電朝它的方向移動（正電荷則遠離它），當然整個人就像被吸鐵吸住一樣，無法移動，如52頁圖示。

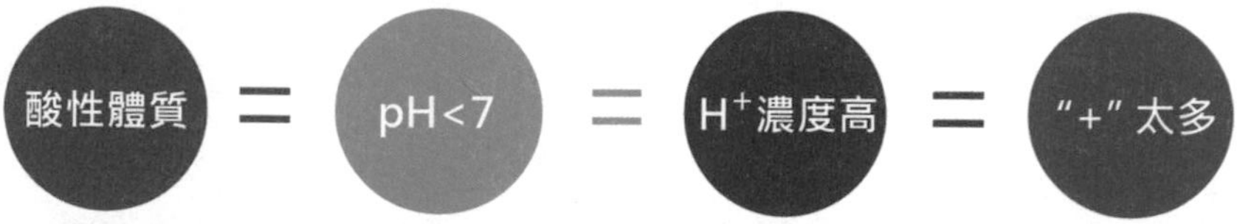

酸性體質就是身體「正電荷太多」

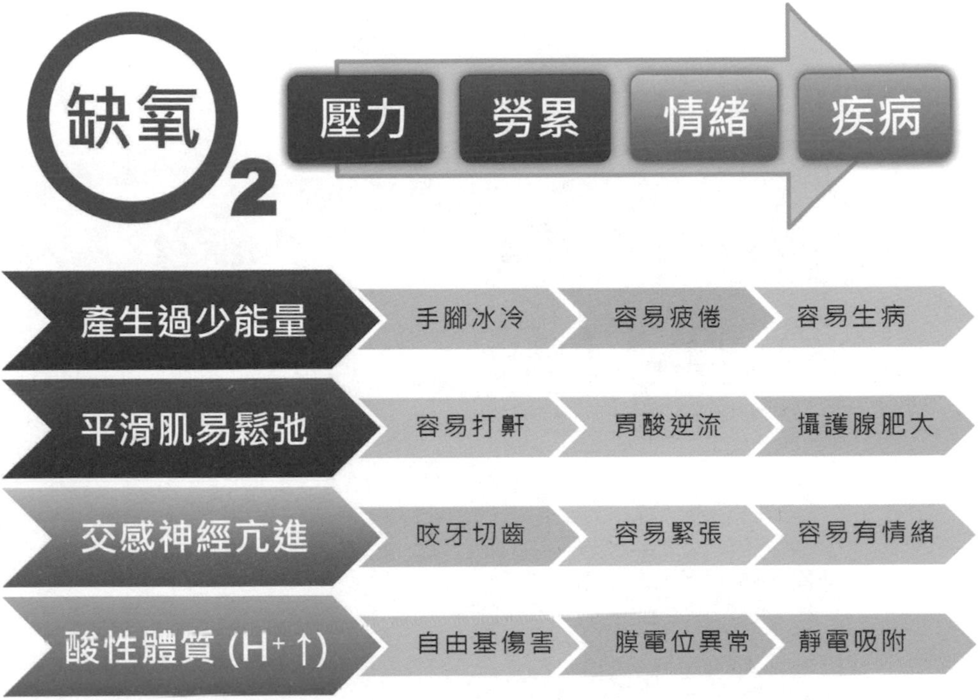

1. 膜電位異常會造成電位不足，氧氣進不到細胞內，造成粒線體無法產生能量，因而感到疲累。
2. 靜電吸附常見現象，如：很多人冬天穿衣服會被衣服電到，或使用感應式水龍頭洗手卻被電到。

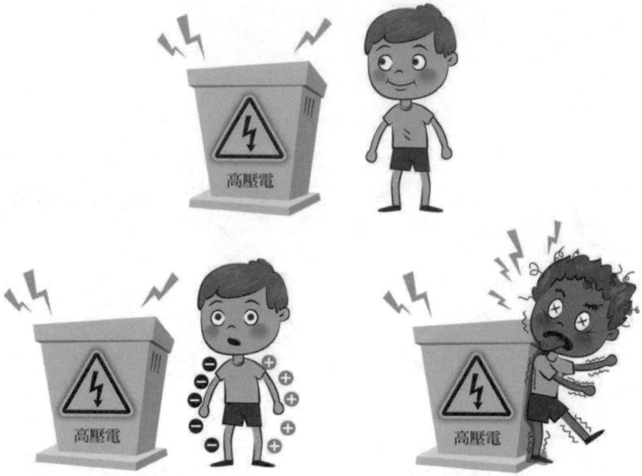

為什麼病遲遲無法痊癒？

缺氧，對組織細胞的第一個危害是「自由基傷害」，這是因為長期缺氧，身體產生過多的酸，也就是過多氫離子的正電荷，好比組織細胞周圍多了很多高壓電塔，把細胞與粒線體裡的電子吸出去，細胞漏電後會受傷或死亡。

當細胞受傷或死亡後，身體的免疫系統就啟動「警戒、保護、再生修復」的機制，因此會有免疫系統啟動的發炎反應。以常見的「牙周病」為例，缺氧後出現「自由基傷害」，口腔容易出現牙齦紅腫的症狀。這時牙齦組織出現兩個問題，一是溫度增加，二是壓力增大（氧氣不容易從低壓進入高壓），都使微血管的氧

牙周病遲遲治不好，因為彎腰駝背造成缺氧

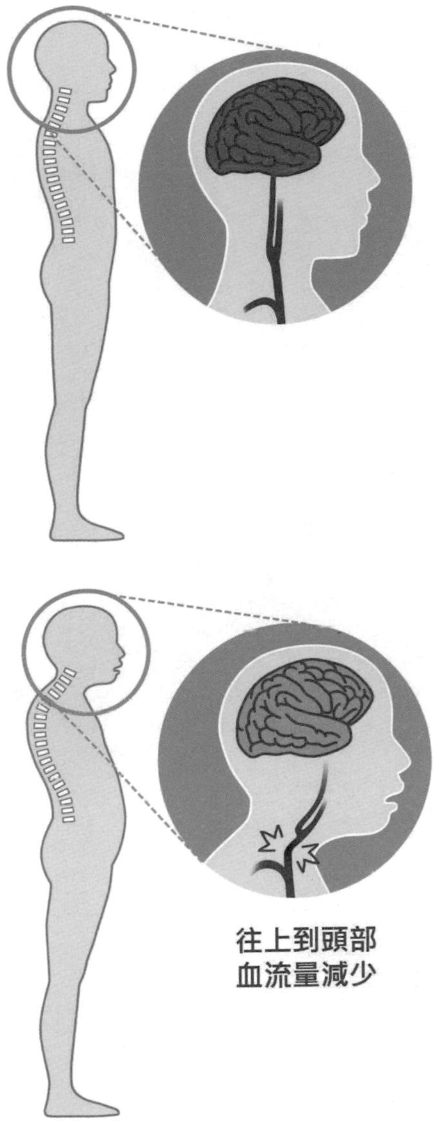

氣更難進入牙齦。

牙周組織位於頭部，血液來到頭部本來困難度就比較高，如果又彎腰駝背，導致頸動脈壓迫，心臟送到頭部的血液更加不足，更難輸送氧氣到牙周組織，牙周病的狀況就不容易改善。

發炎組織為何缺氧？

當赤道高溫讓空氣稀薄變輕而往上移動（氧氣在高溫時密度降低），產生較低氣壓，周圍高氣壓的冷空氣自動往低氣壓移動（氧氣會從高壓進入低壓），加速氣流上升，加上地球旋轉產生的旋轉氣流（信風），颱風就產生了。

氣體在高溫時溶氧量較低，也無法從低壓進入高壓，因此相對高溫與高壓會降低氧氣進入發炎組織的比例。

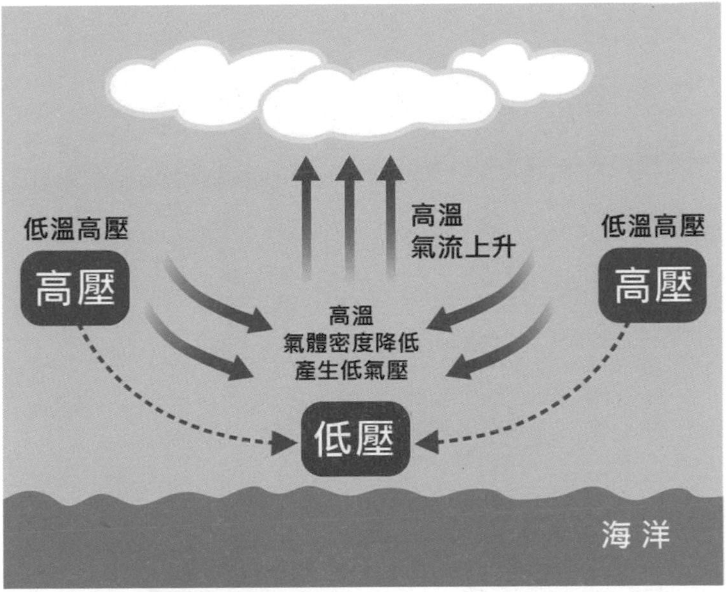

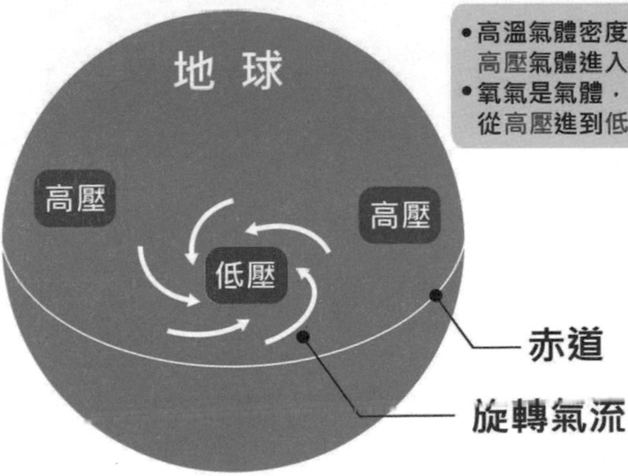

• 高溫氣體密度低
高壓氣體進入低壓
• 氧氣是氣體，也是
從高壓進到低壓

當氧氣充足，發燒可改善發炎反應

當器官出現發炎的狀態，高溫與高壓使氧氣進入發炎器官的比例大幅降低，身體一旦面對嚴重的發炎（例如喉嚨發炎），會有發燒反應──升高體溫協助發炎器官改善。

以肝臟為例，當過度勞累而造成肝臟發炎，肝臟溫度高且壓力大，氧氣不容易進入肝臟，更難解決發炎的問題（見57頁圖示）。當身體受不了肝臟持續發炎，就會發燒，讓本來不容易從常溫進入高溫的氧氣，因為全身高溫而輕易從更高溫與更高壓的區域，進入正在發炎的肝臟，改善發炎的問題（見58頁圖示）。當然，前提是要有足夠的氧氣進入身體，不然，再怎麼發燒也改善不了。

用運動模擬發燒狀況，改善慢性疾病

一般人若是發炎情況不是非常嚴重，不會無緣無故發燒來改善身體的慢性發炎反應，這時除了多休息以降低耗氧量，要多做深層呼吸來增加供氧量。最重要的是運動，透過過程

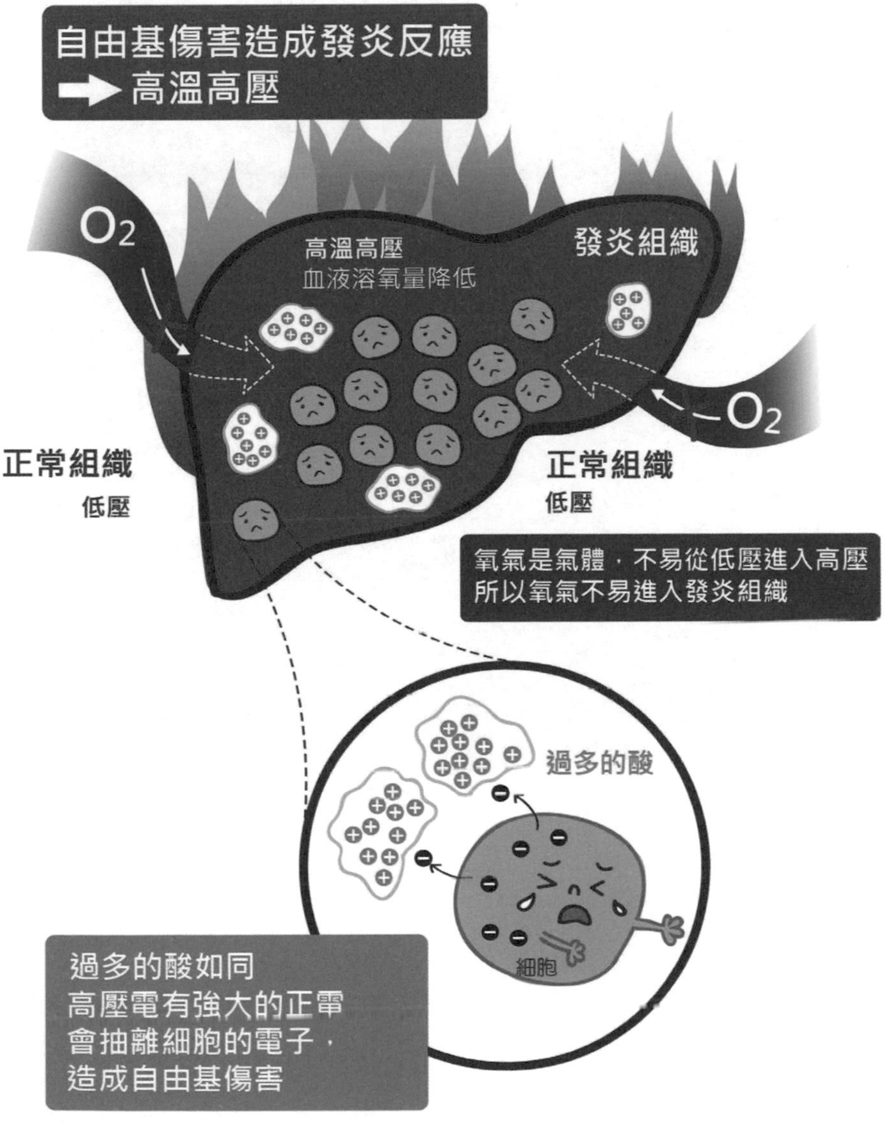
自由基傷害造成發炎反應
高溫高壓
O_2
高溫高壓
血液溶氧量降低
發炎組織
正常組織
低壓
正常組織
低壓
O_2
氧氣是氣體，不易從低壓進入高壓
所以氧氣不易進入發炎組織
過多的酸
細胞
過多的酸如同
高壓電有強大的正電
會抽離細胞的電子，
造成自由基傷害

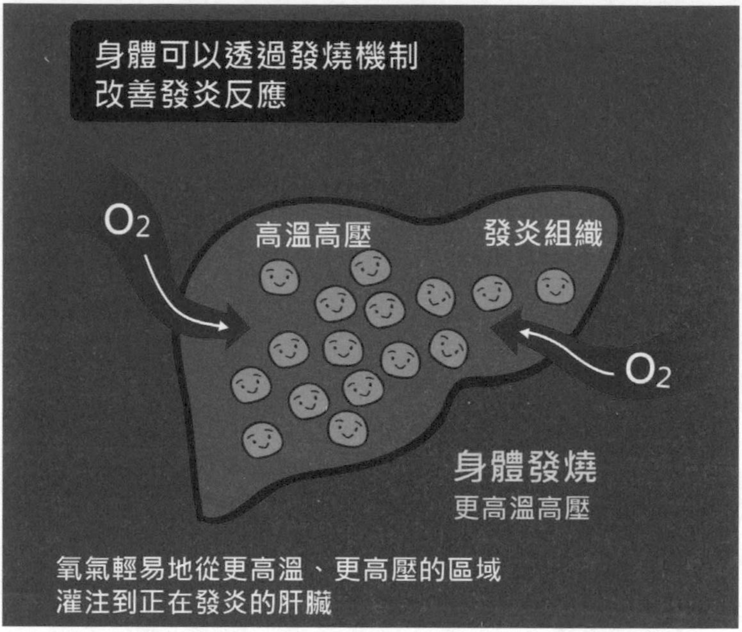
身體可以透過發燒機制
改善發炎反應
O2
高溫高壓
發炎組織
O2
身體發燒
更高溫高壓
氧氣輕易地從更高溫、更高壓的區域
灌注到正在發炎的肝臟

中的溫度增高效應（模擬發燒）來改善慢性發炎的狀況。運動時，不僅身體產生較高溫度，而且血液流速會加快，讓氧氣可以比較輕易地進入發炎的組織器官，改善症狀。

但是注意，運動要有氧，就是愈運動愈有精神，如果運動到喘不過氣，身體過度耗氧，或是運動完急著喝冷飲降溫，讓高溫效應降低，等於失去了運動改善身體發炎反應的好處。如果是身體虛弱者，可藉外力讓體溫升高，例如蓋棉被、桑拿浴（烤箱），或喝溫熱開水等。

過勞時該怎麼辦？

細胞要維持適當的生理功能，主要依賴「細胞膜」與「粒線體內外膜」有足夠的電位差，讓氧氣可以順利進入細胞與粒線體內。加上脂肪酸、醣類與胺基酸，這三大蘊藏電子的營養素提供足夠的電子，就能進行有氧呼吸，產生能量。

以神經細胞為例，假設要有100毫伏特的電位差，才能驅動細胞工作，細胞膜外面是+70的電位，細胞膜內側是-30的電位，從+70毫伏特到-30毫伏特之間的電位差是100毫伏特，可以讓氧氣正常進入細胞膜與粒線體內供使用。但晚上熬夜工作、沒有良好睡眠，身體不僅因為過度勞累而嚴重耗氧、缺氧，也導致細胞膜內的負電位被消耗掉（往0甚至正電位改變），例如-30可能剩下-10，這時細胞膜內外電位差變成只剩80毫伏特，比細胞運作的電位差100毫伏特不足20毫伏特。即使身體的氧氣足夠，但是沒有足夠電位差讓氧氣進入粒線體來產生能量，人就變得疲倦、沒有力氣，什麼事都不想做。

等休息足夠讓細胞膜內的電位慢慢回到-30毫伏特，電位差足夠了，氧氣進入粒線體，產生足夠能量，人才會恢復精神。

如果身體長期缺氧，就無法讓細胞膜內的負電位恢復，愈來愈多細胞過勞，需要時間復原，即使立即吸一下氧氣，也來不及讓足夠的細胞膜內電位恢復。除非透過高壓氧或電位氧等設備幫助病人增加含氧量，才有機會讓過勞細胞取巧加速氧氣使用效率。在沒有機器協助下，請多休息、多深層呼吸、多喝水、適量運動，慢慢改善細胞電位失衡的問題。

修復受損細胞的正確方法

使用藥物甚至毒品，例如安非他命，可以讓人精神旺盛，這是因為藥物把細胞膜外的+70毫伏特拉高（也許到+90毫伏特以上），電位差足

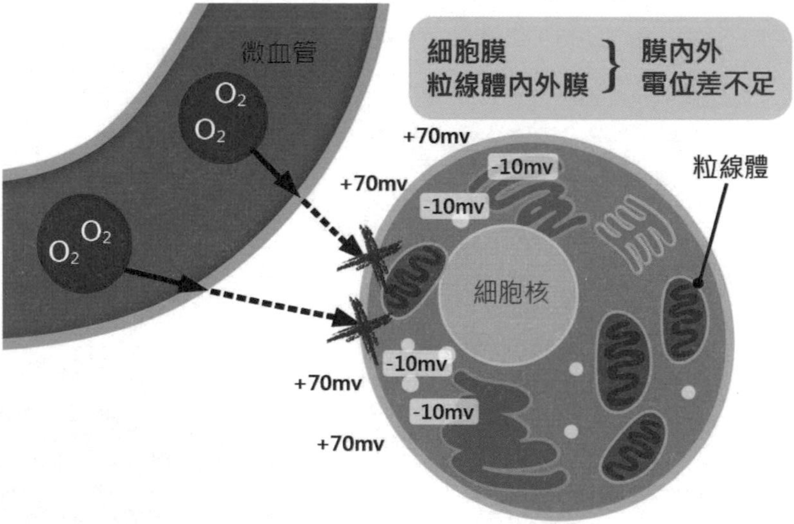

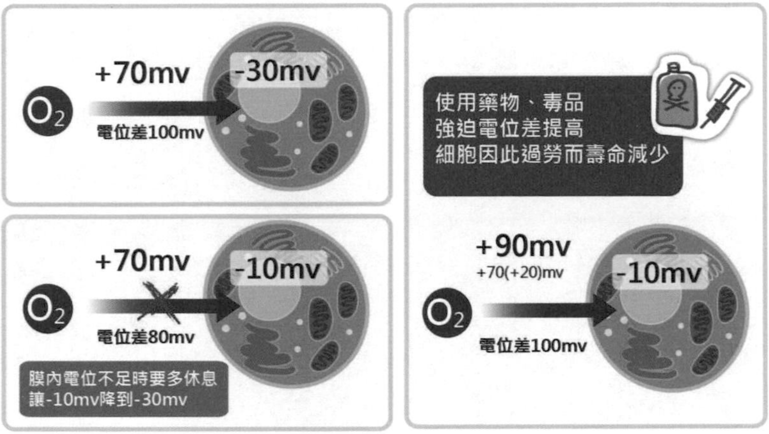

夠，氧氣順利進入粒線體，產生能量，身體當然亢奮。可是一段時間後，等電位差不足100毫伏特，身體又變得更容易勞累，除非盡量休息，減少耗氧，不然光靠食物供給營養也沒有用，食物頂多提供大約+30毫伏特的電位，無法確實拉高膜外正電位，產生足夠電位差。

同樣的道理，嚴重疼痛的病人一旦使用嗎啡止痛，可以有效提升細胞膜外電位，可是也導致細胞與粒線體內膜的膜內電位惡化，本來該休息的細胞不僅沒有辦法獲得足夠時間與氧氣而復原，反而因為密集使用止痛藥與提高劑量，最後使更多細胞加快衰敗。

缺氧也會造成阻塞性問題，也就是當細胞缺氧久了，會產生水腫的腫脹，導致微血管阻塞，壓力讓氧氣更不容易進入組織細胞。例如打鼾是因為舌根部位肌肉水腫，而水腫就是常見的缺氧結果；又例如糖尿病病人的腳，因為微血管血流不順而壞死。血液循環嚴重不良，有時候連高壓氧也幫不上忙，因為細胞電位異常時，氧氣使用效率差，現在又出現阻塞的問題，氧氣更進不去壞死區域，最後只能截肢。

細胞膜外正電荷過多與細胞膜內負電位不足，都是氧氣供需失衡（耗氧過多、供氧不足）的結果，要改善電位不平衡，就要讓身體有氧。多到戶外踩踩地面、接地氣，甚至使用電位儀等特殊儀器，最重要的還是多休息，不要做超過能力範圍的事情，不要過度耗氧。

改善細胞膜電位不平衡

1. 多晒太陽，隨時深層呼吸，像植物一樣隨時喝水，多到戶外光腳踩地面。多接觸陽光、空氣、水與土地，是恢復身體細胞電位的簡單方法。
2. 坊間有所謂的電位氧氣，透過電位平衡的方式改善細胞電位問題，也可加快氧氣使用效率。不過若非重症或急性期病人，還是鼓勵讓身體自然地提高氧氣使用，降低對儀器的依賴。

氧氣能改善酸性體質

缺氧到了一個階段，細胞與粒線體內外膜的電位差不足，過多的正電荷也會使充滿著正電荷的蛋白質開始黏附在一起，造成組織細胞沾黏。血液中的紅血球吸附在一起，從顯微鏡下看，像大腸一般。紅血球呈現圓盤凹陷狀，這樣的造型可以增加與氧氣接觸面積，但

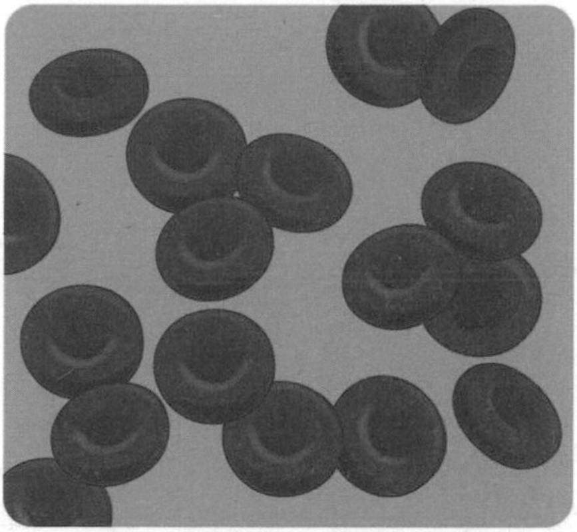

紅血球形狀為圓盤凹狀
使氧氣交換效率變高

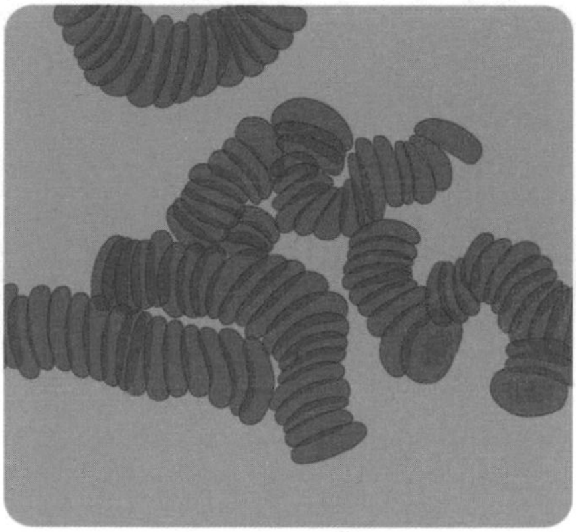

靜電吸附效應，紅血球粘附一起
使氧氣交換效率變低

因為過多正電荷，讓本質是蛋白質的紅血球黏附在一起，大幅降低運送氧氣的能力，我們稱這樣的現象為「靜電吸附效應」。

從酸性體質病人的手指頭扎一滴血，到顯微鏡下做檢測，往往看到紅血球沾黏在一起。舉例來說，茶水沒有喝完，放在桌上兩、三天就變得混濁，七、八天後出現懸浮物，這是空氣中的細菌在茶葉裡繁殖、代謝，產生酸性。酸性環境代表正電荷多，正電聚集，產生靜電吸附效應，所以茶水產生混濁物質、懸浮物。而血液也一樣，過多的正電荷讓紅血球產生靜電吸付效應，所以顯微鏡下容易看見紅血球聚集。

做完高壓氧或是電位氧氣治療的病人，血液流速加快，紅血球三三兩兩分離，這結果表示「氧氣可以改善正電荷過多的問題」，簡單說，氧氣才是改善酸性體質的關鍵。

常有靜電反應，代表身體不好？

除了用顯微鏡看血液，還有什麼方法可以知道身體因為長期缺氧，已經有靜電吸附效應？臨床上，我會詢問病人：「冬天乾冷時，當身體碰觸鍵盤、鍋子等物品，是不是容易有觸電的感覺？」如果有，就要先檢視自己是不是過度勞累，當身體過度勞累，長期缺氧，體內正電荷過多，稍微碰觸金屬，正電荷被吸走而出現電流，就會產生被電到的靜電反應。這時可先到戶外用手摸一下地面，再回來碰觸同一件物品時，因為多餘的正電荷已經排到地面了，所以不會再有靜電反應。如果身體常有靜電反應，一定要盡快檢視是不是已經嚴重缺氧。

長期缺氧的病人容易有牙垢，靜電吸附效應使灰塵汙垢容易沾附於牙齒、牙齦上，即使刷了牙才到牙醫診所就診，還是常被牙醫師說清潔不夠乾淨。牙周疾病就是牙齦與牙齦溝缺氧，導致厭氧細菌滋生，如果沒有先解決缺氧的問題，不易改善。因此，促進上呼吸道暢通，隨時用鼻子深呼吸，盡量減少身體耗氧，是改善牙周疾病的關鍵！

適當的氧氣濃度

氧氣濃度三六％～四二％是最好最好的氧濃度區間，五〇％濃度以上的氧氣就容易碰撞，產生臭氧（O_3）。

氧氣治療也要小心，濃度高的氧氣會產生臭氧傷害

臭氧傷害就是發炎反應，當吸進肺部的氧氣濃度太高時，會很容易碰撞產生臭氧（O_3），臭氧是強氧化劑，反而容易造成發炎反應，使肺部產生像灼傷一樣的自由基傷害。而一些便宜的氧氣機會有油氣問題，所以民眾使用氧氣時，建議還是經過醫師的建議再進行治療，也不要貪小便宜使用價格低廉的產品，得不償失。

為何要接地氣？排靜電？

除了氧氣提供負電，水與地球都是天然的負電位，所以隨時深層呼吸可以改善身體正電荷過多的問題。打赤腳踩在地上，多到海邊沙灘散步，可以釋放身體過多的正電，也就是所謂的「排放靜電」。

地球是一個巨型的正電接受器，海邊就是讓身體排放靜電的好去處，只是要注意，溫暖與炎熱的天氣才去踩地，以免寒氣進到身體，造成傷害。陽光、空氣、水與地球都是負電荷，所以多晒太陽，隨時深層呼吸，甚至接觸瀑布的芬多精（負離子），都是讓負電荷進入身體的好方法。而海灘與草地更是身體排出過多正電荷的好地方。

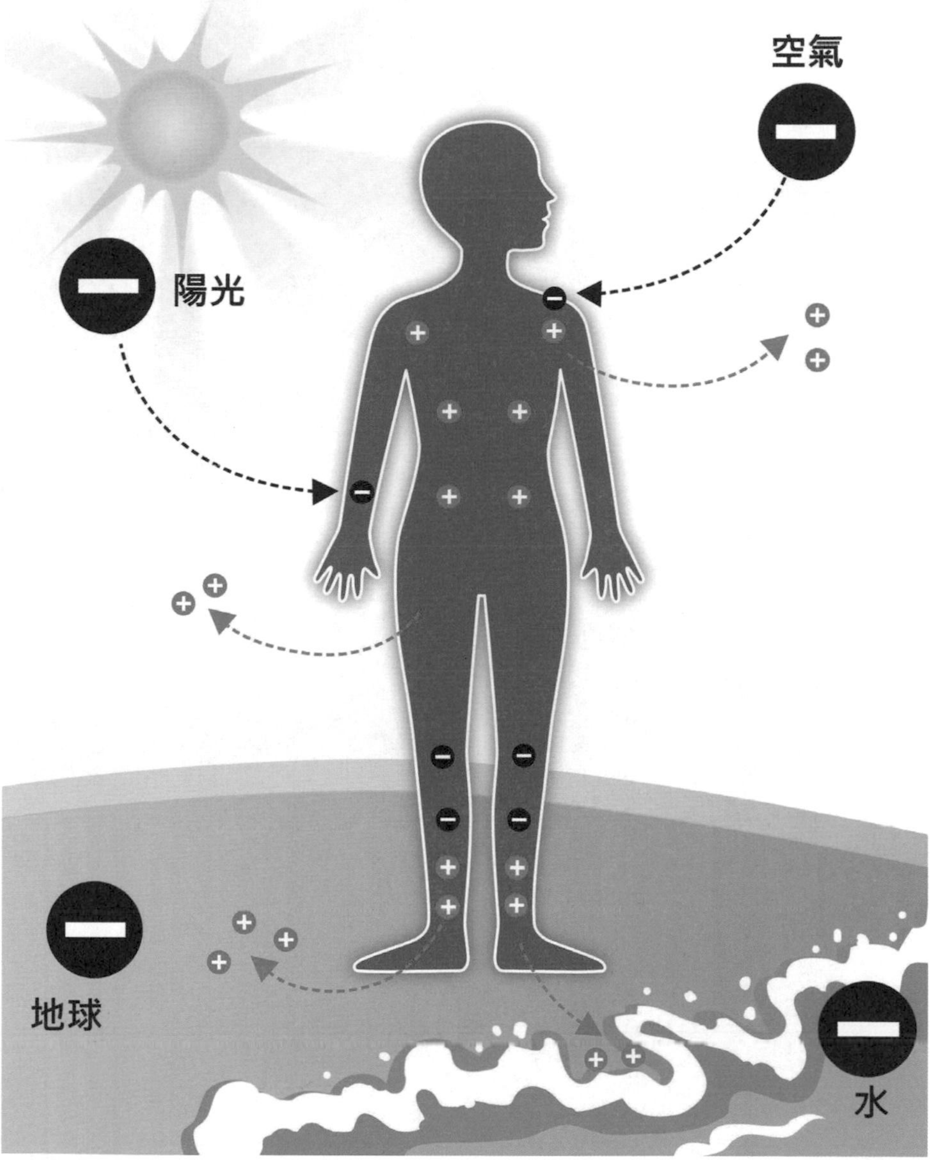
空氣
陽光
地球
水

供氧不足的原因

氧氣進到鼻子裡，一路經過上呼吸道、氣管、肺部，再從肺泡微血管交換到紅血球的血紅素，傳送到全身臟器，最後進入組織細胞，由細胞內的發電廠「粒線體」運用後，產生能量。以下說明常見的幾個問題，指出人在氧氣運送上，遇到了什麼困難。

一、環境缺氧

其一是整個大氣層含氧量不足的問題，其二則是我們老祖宗談的風水問題。

從工業革命到現在，由於燃燒機具的發明與大量使用，空氣中的氧氣含量從百年前的二五%，逐漸降到現在大約二一%，所以我常勸告大家，空氣的含氧量減少將近五分之一，缺氧已經是「人人有獎」的問題。大家最怕的疾病——癌症的致病關鍵就是缺氧，環境因素讓人們得癌症的機會大增。

接著看風水問題，好風水就是好風和好水，住所通風好就是好風，含氧量高的水就是好水。現今城市裡高樓林立，許多人住在密不透風的華廈，呼吸著空調調整過的空氣，身處

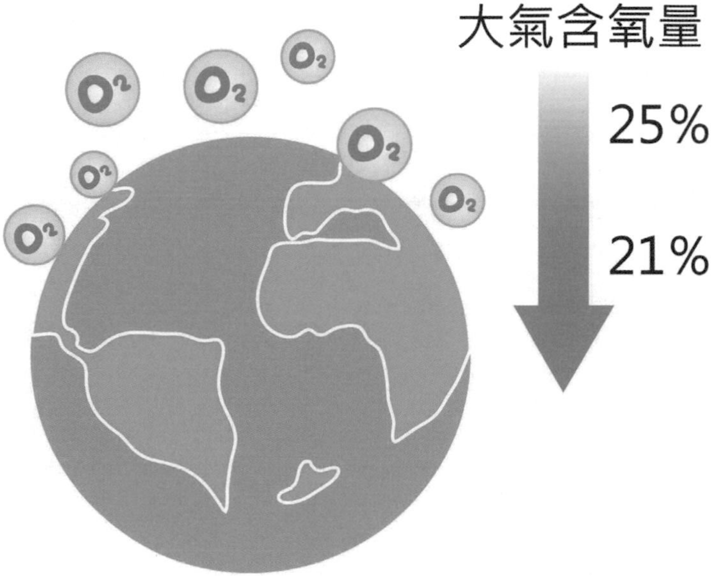

都市精華地段享受高品質生活，事實上卻和身處牢籠沒有太大不同，不良的風水與不自由的心靈都會造成身體疾病。

整天吹冷氣是在不良風水環境中生活的類型，冷氣與空調可以調節溫度，使人生活舒適，不過容易使空氣乾燥，造成呼吸道與肺部的健康問題。加上循環利用的空氣，經過不易清潔的通風道會藏汙納垢、滋生病菌，也會影響空氣品質。

我們常聽到環保議題，關心二氧化碳排放濃度大增的危機（約是工業革命前的一倍以上），卻對大氣中氧氣不足所知甚少。其實，大氣中的氧氣含量才是關鍵中的關鍵。

二、呼吸道狹窄

現代人鼻塞與打鼾的發生率非常高，特別是四十歲以上的成年人，超過五成的人會發生上述狀況。相較於癌症與中風等急性症狀來說，鼻塞、打鼾似乎毫不起眼，卻是扼殺身體健康的原因之一。

大氣含氧量降低，讓大家吸到的氧氣減少了五分之一，鼻塞、打鼾等於讓吸進身體的氧氣再減半，吸入肺部的氧氣降到以往健康狀態五分之二以下。這樣看來，現代人沒有得慢性疾病已是很不可思議，沒有得癌症幾乎是奇蹟了。

三、肺活量和肺功能低

空氣汙染是現代人每天都要煩惱的問題，霾害一旦產生，呼吸道症狀就會出現，咳嗽、打噴嚏、喉嚨有痰，在在影響正常生活，加上現代人姿勢不良、彎腰駝背，更讓呼吸受到影響，如果加上有抽菸習慣，身體缺氧的程度將更惡化。

香菸不僅含有尼古丁，也有眾多致癌物，對身體影響最大的是使缺氧狀況更嚴重。抽菸時會輕度一氧化碳中毒，因為一氧化碳進到肺部，急著和肺泡微血管內的血紅素結合，這

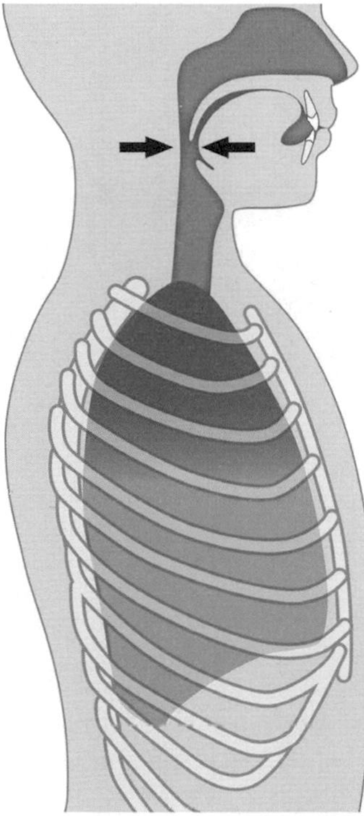

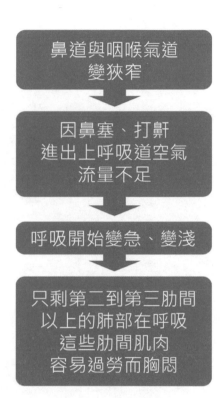

鼻道與咽喉氣道變狹窄

↓

因鼻塞、打鼾
進出上呼吸道空氣
流量不足

↓

呼吸開始變急、變淺

↓

只剩第二到第三肋間
以上的肺部在呼吸
這些肋間肌肉
容易過勞而胸悶

時，氧氣無用武之地，進入身體的氧氣量少而造成缺氧，使精神更不好。

有人認為抽菸曾讓精神變好，這只是因為同時吸進大量空氣，加上大腦殷切期盼尼古丁的毒癮效應，其實對身體的傷害遠超過暫時的提神效果！

呼吸系統弱化是現代人非常嚴重的問題，特別是上呼吸道的鼻道與咽喉氣道狹窄，讓空氣進出肺部的能力降低，身體被迫加快呼吸速度、增加呼吸頻率，看似改善氧氣進入身體的效率，事實上不然，上呼吸道狹窄造成的快速呼吸，對身體一點好處都沒有。

首先，呼吸急促會讓鼻道與咽喉氣道的氣流擾動增加，其次，呼吸淺使空氣只進入上半部肺部，氧氣相對供應不足，上半部肺部的第二～第三肋骨以上的肋間肌，急著進行呼氣與吸氣的動作而造成胸悶。

呼吸急也會使二氧化碳排放太多，身體的二氧化碳濃度因此降低，使氧氣無法在組織細胞間從血紅素釋放出來，嚴重影響細胞產生能量的能力，這就是造成呼吸中止的原因！

四、血紅素少、循環不良

造成血紅素少的原因有月經、貧血、出血性疾病（痔瘡、子宮肌瘤）、癌症、營養不良等；而血液循環不良則大部分與缺乏運動有關，造成微血管坍塌、靜脈回流不良、內臟血液滯留，使身體運送氧氣的道路不通，末梢組織變得容易缺氧。

當身體長期慢性缺氧，開始出現靜電吸附效應，最大的影響就是紅血球沾黏、紅血球的氧氣交換效率降低。這時才想要運動，往往造成身體過度勞累，除非每天堅持，慢慢培養有氧的運動習慣，才能慢慢提升血液輸送氧氣的能力。

五、細胞電位、粒線體少

缺氧過久，即使氧氣來到細胞組織之間也不容易善加利用，可能是細胞膜與粒線體內外膜的電位差不足，氧氣無法進入粒線體；也可能是缺乏運動導致細胞內的粒線體太少，縱使氧氣順利進到細胞內，卻沒有足夠的粒線體來產生能量。如果又很少晒太陽，讓細胞活性降低，或是飲水習慣不好而缺乏水分，要細胞有效運用氧氣是非常困難的。

運送	血紅素少	●月經、貧血、出血性疾病（痔瘡、子宮肌瘤）、營養不良 ●靜電吸附效應（紅血球沾粘）
	循環不良	●缺乏運動（微血管坍塌、靜脈回流不良、內臟血液滯留） ●慢性疾病（高血壓、心臟病、糖尿病等代謝異常症候群）
細胞	細胞電位	●缺氧導致細胞與粒線體膜內外電位差不足 ●細胞無法獲得足夠氧氣，粒線體無法有效獲得能量
	粒線體少	●缺氧缺水過久、缺乏運動 ●粒線體自殘、細胞凋零死亡

供氧不足

風水	環境缺氧	● 工業革命的燃燒機具、雨林破壞、溫室效應 ● 居家、生活與工作環境通風不良
呼吸道	呼吸道窄	● 鼻道狹窄、鼻子過敏、口呼吸 ● 打鼾、睡眠呼吸中止症
	肺活量低	● 呼吸急、呼吸淺、說話多、狼吞虎嚥 ● 彎腰駝背
	肺功能低	● 抽菸、煮菜、燒金紙等造成一氧化碳中毒 ● 空氣汙染、胃酸逆流

現代人被迫大量耗氧

現代人的生活品質不斷地提升，生命品質卻日漸低落，誰不忙於工作、誰不用加班、誰不忙到要將孩子送到安親班？誰不用熬夜、誰能真正睡得好？忙到累壞了，耗氧過量，一身病痛也跟著使人提早老化。

一、人忙、心忙、負面情緒

晚上熬夜是現代人的特色，白天很忙，晚上卻不願早早入睡。人忙心也忙，有太多無端的煩惱、擔憂。整個社會的脈動太快，人被迫跟著急，情緒也隨之而生，大腦因此消耗大量氧氣。一般狀況下，大腦的耗氧量占了全身耗氧量的四分之一，現代人極端耗損腦力，再加上熬夜失眠的助長，耗掉的氧氣量恐怕將近三分之一。

大腦是身體的指揮官，擁有獲得氧氣的最高使用權，身體各個部位都可以缺氧，只有大腦不可以。大腦使用醣分產生能量，大腦愈忙，氧氣使用量愈多，耗掉的醣分愈多，產生的二氧化碳也愈多。我常說煩惱多的人等於一直請自己喝汽水，因為二氧化碳在腦部會溶於水成為碳酸，煩惱多，碳酸產生得也多。

人一緊張會分泌大量腎上腺素，肌肉系統就開始緊繃，增加耗氧量，這時候內臟容易缺氧，為了維持機能就出現無氧呼吸，增加更多廢棄物或毒素，最終需要更多氧氣讓肝臟協助解毒與排毒。惡性循環讓缺氧狀況更嚴重，不僅耗氧量加快，需氧量也增加，讓人睡不好，開始出現各種疾病，甚至容易出現心臟肌肉缺氧的猝死症狀。

人如果連續擔憂、害怕三十分鐘以上，大腦的耗氧量就和持續跑步三十分鐘的耗氧量接近。當人得到癌症，開始憂慮、害怕，身體就像一整天不間斷地跑步，耗氧量會大幅度增加，嚴重缺氧狀況下，又助長癌細胞大量快速成長。

下圖是一位來診所尋求協助的患者的口腔X光

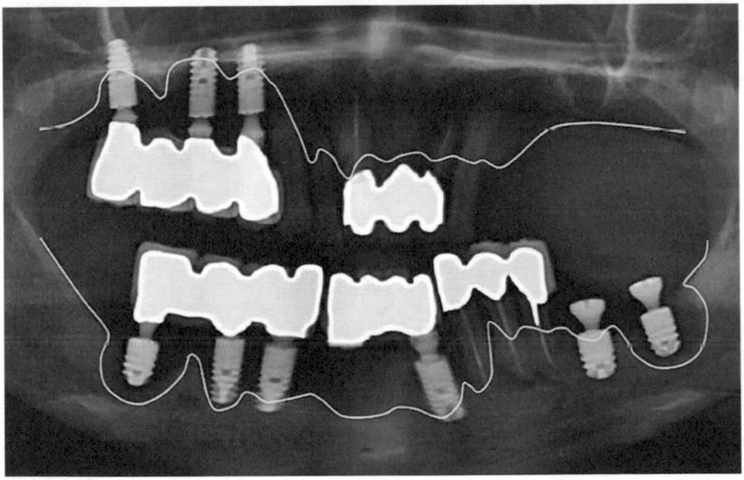

片，他植牙初期非常穩固，牙醫師才協助製作假牙，後來家裡發生一些變故，患者陷入嚴重憂慮與煩惱，最後這些植體竟在短短幾個月的時間內，因相當於地基的齒槽骨頭流失而變得不堪使用，可見過度耗氧，身體嚴重酸化後，全身骨頭會慢慢溶解，影響真的不容小覷。

二、高鹽、高糖、高油脂、高蛋白

高鹽食物容易造成心血管疾病的原理是——鹽具有降溫效果。廟會時，信徒們抬神轎過火，赤腳踩過火紅炭火前，一定會先撒下大量鹽巴，因為鹽可以冷卻炭火。如果習慣吃太鹹的食物，鹽巴進入微循環產生吸熱效應，微血管冷卻收縮後，血液運送氧氣的效能就會變差！

糖則很容易產生高溫與高酸，而高溫與高酸都是增加身體發炎的因素，對身體的傷害不比安非他命低，難怪有國際組織打算立法限制糖的使用。糖是細菌容易利用的食物，細菌掠奪糖分後，藉著發酵產生酸性，直接破壞身體（耗氧過量）。

大魚大肉代表高油脂與高蛋白，消化系統為了分解高分子的高油脂、高蛋白，負擔加重，耗氧量本來就高。以腸胃炎為例，醫生希望患者改吃清粥小菜，不能大魚大肉，因為腸胃發炎表示腸與胃有傷口，修補傷口需要大量氧氣，吃清粥小菜比較容易消化，耗費的氧氣較少，可以有效分解食物。如果缺乏氧氣，就無法協助修復傷口，傷口需要免疫系統輔助抗敵，當耗氧量增加，傷口缺氧更嚴重，組織就開始酸化。缺氧也造成更多自由基的傷害，最後衍生各種腸胃道疾病，甚至癌症。

三、毒害、輻射

臺灣地狹人稠，環境毒素本來就相對較多，如果又吃進有農藥和重金屬汙染的食物，對於身體的傷害就更嚴重了。現今社會黑心食品與加工食品氾濫，怪廠商嗎？其實不如怪自己，因為大家要吃，所以廠商生產了自然能賣得出去。真正在意身體健康的人會遠離加工食品，採買天然及有機食材。如果大家都願意吃真食物來愛自己，黑心與加工食品才會消失。

藥物濫用也算是臺灣的奇蹟，洗腎率高居世界第一，不僅私藥、成藥容易獲得，更大的問題是大家習慣依賴藥物。疾病其實是生活習慣出了問題，藥物只是應急，把應急的藥物天天拿來吃，等於讓身體麻痺，其實，最根本的治病之道是改善不良的生活習慣。

再説輻射問題。透過輻射汙染食物進入身體裡的重金屬銫，分子量非常大，半衰期三十年，而且從此排不出來，如果體內有銫，就像子彈在身體裡不斷射擊。這些輻射大量耗氧，不斷造成嚴重的自由基傷害。

用藥五不原則

不聽廣播推薦、不信神奇療效、不買地攤夜市、不吃別人送的、不推薦給別人。

四、肥胖

肥胖可說是缺氧的結果，而肥胖也大幅增加耗氧量，因為體重超過身體可以負荷的範圍，走幾步路就容易氣喘如牛，全身器官與肌肉都需要幫忙，耗掉的氧氣量比一般人多。改善肥胖最簡單的方法就是呼吸練習，只要能夠學習正確的呼吸方式，搭配簡單運動，往往可以明顯地減輕體重。

五、失眠

熬夜、失眠、淺眠與昏睡（自以為睡得好，其實睡眠呼吸中止和昏迷一樣，醒來還是累，沒有真正休息到），都讓大腦無法好好休息，使耗氧量升高。原本大腦應該休息，讓氧氣集中到排毒器官——肝、膽、肺與大腸，但睡眠品質差，導致這些排毒器官沒有足夠氧氣與養分來解毒、排毒，使組織細胞再生、修復的能力下降，最後造成身體的各種疾病。

反過來說，身體毒素沒有順利排除，器官也來不及修復，人就容易疲倦，特別是肝這個排除乳酸最重要的臟器，失去快速解除乳酸毒性的功能，身體酸性更高，缺氧的傷害

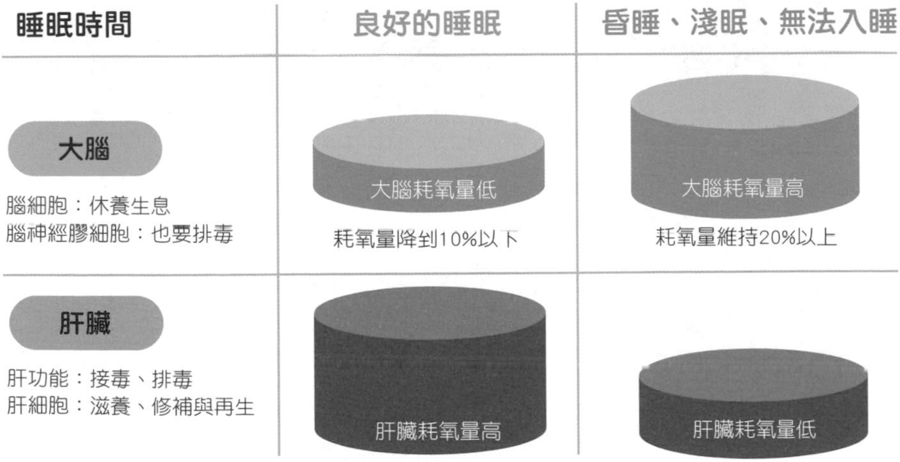

睡眠時間	良好的睡眠	昏睡、淺眠、無法入睡
大腦 腦細胞：休養生息 腦神經膠細胞：也要排毒	大腦耗氧量低 耗氧量降到10%以下	大腦耗氧量高 耗氧量維持20%以上
肝臟 肝功能：接毒、排毒 肝細胞：滋養、修補與再生	肝臟耗氧量高	肝臟耗氧量低

也更大。當腦部偵測到身體嚴重缺氧，也不會讓人好好睡，怕一旦睡著就起不來，所以睡眠期間，交感神經仍呈現亢奮狀態，並開始磨牙、翻來覆去，處於淺層睡眠，甚至睡不著，結果又變成原因。要改善疾病，一定要解決睡眠品質不良的惡性循環！

晚上十一點到凌晨三點，是膽與肝解毒、排毒，以及膽、肝細胞再生與修補的時間，如果沒有在十點半之前入睡，大腦耗氧量沒有降低，會讓原本該使用氧氣的膽、肝受到抑制，對於排除毒素有不良影響。

現在的青少年普遍有睡眠不足的問題，近年來引發各界重視。英國牛津大學及美國哈佛大學團隊日前發表於《學習、傳媒與科技》期刊的研究指出，年輕人上課打瞌睡實屬「非戰之罪」，因為青春期體內荷爾蒙分泌產生劇烈變化，連帶影響生理時鐘；若要在早上六點起床上學，前晚十一點就該入睡，但青少年往往在半夜兩點仍精神奕奕。

《睡眠醫學》期刊美國匹茲堡大學團隊研究顯示，青少年在週間的睡眠若不足，會引起體內慢性發炎，長期恐提高罹患糖尿病及心血管疾病風險。更糟糕的是，靠週末「補眠」並無法緩和慢性發炎的狀況。美國密西根州立大學及加州大學爾灣分校團隊發表於《心理科學》期刊的研究指出，熬夜或夜間睡眠少於五小時，恐阻礙記憶形成。

耗氧過量

自找麻煩	人忙	•過度勞累、熬夜 •推拿、熱敷、遠紅外線
	心忙	•煩惱多、情緒多 •大腦思慮過多
工業毒害	過敏	•奶、蛋、麵粉等慢性過敏原 •加工製品、食品添加物、黑心食品
	毒害	•細懸浮微粒、農藥、重金屬、藥物濫用 •輻射、電磁波
身體病態	肥胖	•牽一髮動全身 •嚴重的無氧呼吸症候群
	失眠	•是果也是因 •淺眠、睡不著、昏睡（睡了等於白睡）

如何知道身體缺氧？

醫學上檢測人是否缺氧的方法很多，我在臨床上習慣用簡單的方式做評估，也順便教導如何透過呼吸訓練等方式，立即看見身體含氧量改善，甚至在短短幾天感受到精神提振。

一、測量手指頭血氧量

最簡單的方式就是測量手指頭血氧量。健康的人應該是滿分，而滿分是指血氧飽和濃度接近一〇〇%，所以九九%就是標準值。人只要抽菸，不用半小時，手指血氧量一定馬上下降至九〇%以下，而透過呼吸練習，九五%血氧濃度的人可以在五~十分鐘提升到九八~九九%。

必須特別注意這種測量的缺點。血氧濃度的數值，僅代表氧氣進入「鼻腔↓到肺泡微血管↓再到紅血球內血紅素」的能力，數值可能受到貧血症狀的影響。此一數值也不代表組織細胞層次可以獲得氧氣的能力，因為血紅素內的氧氣進入組織細胞後，是否可以順利釋放出血紅素進入細胞內的粒線體，還受到其他因素影響，諸如：組織器官是否發炎（高溫、高壓影響氧氣進入）、二氧化碳濃度不能太低

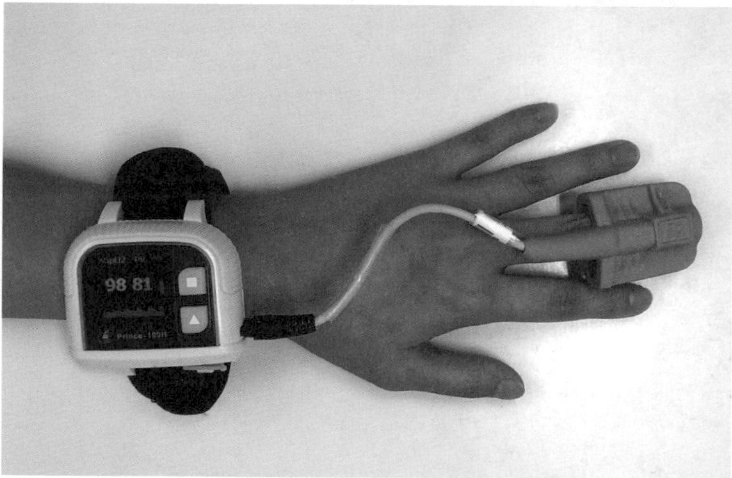

這個方法簡單快速但有缺點，所以我加上會檢測唾液或尿液的酸鹼值，簡單評估一個人細胞層次是否有效地使用氧氣，作為血氧濃度檢測的輔助。

（低於五％會導致氧氣無法從血紅素釋放出來）、細胞膜與粒線體內外膜的電位差要足夠（氧氣要足夠電位差才能進到粒線體），以及粒線體不能太少（發電廠不足無法發電）等。

二、唾液／尿液酸鹼值（標準值pH值大於7.4）

檢測唾液酸鹼值也是簡單快速的方法，可以自行檢測。缺點是唾液酸鹼值容易受到飲食或喝水習慣影響，所以需要漱口後約十分鐘再做檢測。而尿液檢測則建議一早做，但是少部分人身體會出現排除鹼性物質的問題，有可能因此出現異常數值。

三、檢測睡眠品質（睡眠時間要有一半是深層睡眠）

透過前面兩種方式，如果再搭配血壓測量，以及心率變異檢測自律神經系統的評估，已經可以篩檢出大部分身體缺氧的病人，只是這些都是生理上的數值，病人是不是真的缺氧，我建議額外測量病人的睡眠品質。詳細內容請看124頁。

一個人的睡眠品質是否理想，等於是一天身體氧氣供需的結果，透過睡眠時間手指血氧濃度，搭配翻身、心率等間接評估深層、淺層睡眠的數值，大概可以瞭解睡眠品質，以及病人是否有打鼾到睡眠呼吸中止的程度。如果要精確的睡眠品質數據，建議到醫療院所的睡眠中心進行測試，但必須注意這僅是一天或短暫的數值。而智慧型手環及手機APP可以長期檢測，瞭解較穩定的數據。

透過上面三種簡單的方法，可以評估身體缺氧的程度，而且大部分的工具在市面上都可以買得到，如果再搭配定期量測血壓，以及本書的各種訓練，一定可以看到檢測數值漸漸改善，同時能明顯感受到身體的改變！

氧氣供需的改善目標

1. 手指血氧量要提升到九九％。
2. 唾液／尿液酸鹼值要提升到pH值7.4以上。
3. 深層睡眠時間長一點，建議以睡眠八小時，有一半以上的深層睡眠為目標。

疾病是身體自我放棄的結果

身體每天獲得的總氧氣量會依照各個時間的生理需求（剛好對應經絡循行的順序），在不同時間分配給不同臟器與組織，如果氧氣的供給是足夠的，身體自然會健康。

打個比方，一家財務體質健全的公司，足夠的營收（氧氣）可以支撐公司長久經營（維持生理功能），甚至有額外的盈餘可以保留或做額外投資（身體有足夠體能與養分可以應付緊急的病症，或是提供運動所需的能量）。

如果公司開始虧損，為了營運，只好資遣和盈利比較不相關的員工，弱化不重要的部門，身體也一樣，一旦生病時，大腦就會最先放棄供給氧氣給相對比較不重要的組織，因此產生疾病。

當公司開始賺錢了，針對本來不重要的部門做強化，需要花更多錢重新培訓沒有經驗的員工，過程中容易產生失誤，一般稱為陣痛期。身體也一樣，當氧氣的供需恢復正常，本來已經沒有運作的組織細胞，開始獲得能量而盡到本分，這時候原本沒有病痛的身體卻開始出現病痛或症狀，看似身體狀況更糟，事實上是好轉反應開始了。

最常見的就是缺氧的病人，請他開始練習深層呼吸，往往不到三分鐘就會有頭部暈眩的感覺。

可是慢慢練習深層呼吸，從兩分鐘慢慢拉長到五分鐘，從五分鐘慢慢拉長到十分鐘；從坐著深層呼吸會頭暈目眩，慢慢到邊走邊深層呼吸也不累，甚至到運動場一邊快步走一邊深層呼吸，卻感到精神愈來愈好，這表示身體氧氣供需已經改善，細胞可以正常工作，所以有人提到：「疼痛是身體從健康往不健康，或者是從不健康恢復健康的徵兆。」

而想要改善疾病，恢復健康，要思考如何照顧好口腔、上呼吸道，我以老年人掉牙的過程做說明。

老人家凌亂不整齊的牙齒，主要是因為相對過大舌頭與嘴唇等口腔周圍肌肉推力，以及異常咬合力量導致，不過還有一個關鍵因素，就是牙齒的地基（牙齒周圍的齒槽骨頭）開始流失，造成地基流失的原因，可能是被形容成「口腔內土石流」的牙周疾病，或是骨質疏鬆、鈣質流失導致的顎骨狹窄。一旦地基流失，加上異常的推力產生，牙齒不僅開始凌亂，也將傾倒脫落。

牙齒凌亂與脫落，影響咀嚼食物的能力，也使咬合的高度減少，讓舌頭活動的口腔空間變小，上呼吸道將更狹窄。等牙齒掉光了才開始惋惜，已經來不及了！

研究指出，上顎骨頭會隨著年紀愈來愈狹窄，牙齒脫落後，會加快上顎骨狹窄的情況，舌頭位置在上下排牙齒咬合的中心，只能逐漸降低到原本下排牙齒的牙根位置（下顎骨頭的內側），下顎骨頭內側空出空間讓舌頭更往下位移動。雖然感覺呼吸道暢通了，可是此時已喪失咀嚼美味食物的能力。

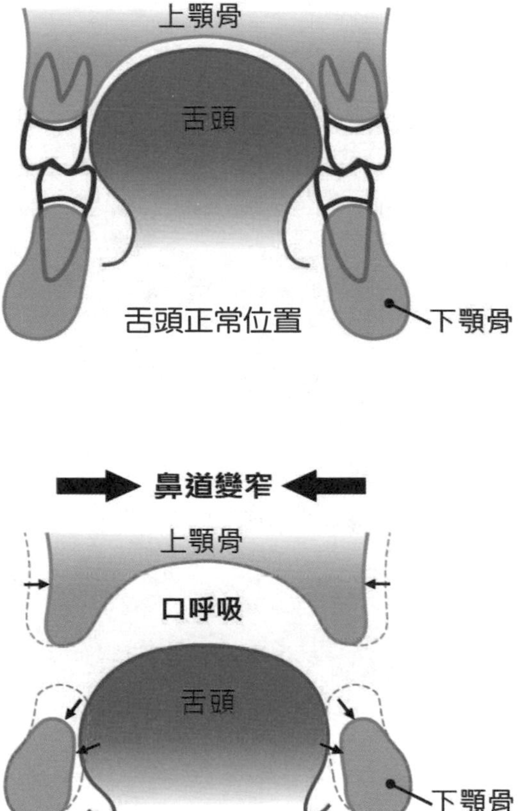

舌頭正常位置

舌頭位置下降

每個人都應該趁早思考如何照顧好牙齒，更嚴謹一點說，要早一點瞭解口腔與上呼吸道的相關性，甚至瞭解如何透過適當的口腔與體態訓練，讓上呼吸道功能順暢。

曾有牙醫師認為牙醫無法拯救病人性命，但可以提高病人的生活品質，事實上，照顧口腔與照顧身體息息相關，照顧好口腔，才能真正拯救病人的生命。

有健康的嘴巴就會有健康的鼻子與健康的身體，下一章，我將為大家解說如何輕鬆地透過改變習慣，獲得口腔健康，也讓您的身體獲得真正的健康。

Chapter

03

用一根吸管

好好學呼吸

上呼吸道狹窄是缺氧的關鍵。現代人容易鼻塞、鼻過敏、打鼾，甚至有睡眠呼吸中止症的比例非常高，這些上呼吸道狹窄或容易阻塞的問題，嚴重影響空氣進入肺部的能力，也因此讓呼吸方式惡化，導致慢性缺氧。

大量咀嚼是健康的根本

上呼吸道是身體健康的鎖鑰。牙齒周圍上下顎骨包圍著鼻道與咽喉氣道，上呼吸道狹窄是因為上下顎骨狹小，原因可能是老化與骨質疏鬆，也可能是小孩子習慣精緻食物，發育過程缺乏咀嚼，使顎骨發育不足。

要避免顎骨變小或是促進顎骨發育，必須「大量咀嚼」，吃有機食物、全食物，一方面避免加工食品危害身體，耗氧過量；一方面可以吃到食物的原味，獲得食物真正的價值。

全食物需要更加大量咀嚼才容易消化吸收，而大量咀嚼才是讓顎骨發育，甚至維持顎骨型態的關鍵，所以小孩出生四～六個月就要有嚼食馬鈴薯、地瓜、紅蘿蔔、白飯等固體食物的能力，鼻道才會暢通，鼻子不容易過敏，打鼾機會減少，不容易胃食道逆流，新長的牙齒才不容易蛀牙。

換牙前大量咀嚼，牙齒才有足夠空間排列整齊，咀嚼能力才會健全，顎骨發育好，身體有氧，大腦發育佳，成績就會好。

成年人大量咀嚼，腸胃就會好，不會鼻塞、打鼾，不容易有蛀牙和牙周病，顎骨不會狹窄讓身體提早老化，所以大量咀嚼讓健康的鎖鑰「上呼吸道」暢通無阻礙，是身體健康的根本。

六分飽多活二十年

吃飯，到底是要吃完？吃飽？還是吃好呢？其實，重點在於適量，用「六分飽多活二十年」的理念進食，細嚼慢嚥，讓身體獲得真正的營養，也透過大量咀嚼來促進顎骨擴張，使上呼吸道暢通。前文增引用古人之語：「嚼湯喝飯享天年。」喝湯時，湯含在嘴巴裡咀嚼；吃飯時，也要把食物嚼碎到變成湯汁再喝下去。

大腸癌已連續七年成為臺灣癌症的第一名，除了食物毒素的問題，最大可能性就是現代人的咀嚼習慣變差，狼吞虎嚥，結塊未磨碎的食物沒什麼消化就堆積到大腸，會刮胃刮腸，在大腸發酵的機會大增，當然容易羅患大腸癌。要避免大腸癌，第一件事還是細嚼慢嚥，讓食物變成食糜，如同流質般進到腸胃道，才不容易造成大腸病變。

小口小口吃飯

含一大口水在嘴巴裡，用牙齒咬一咬，會發現無法咀嚼，除非先吞下一口水，讓口腔內的水變少一點。吃飯也是一樣，大口大口吃是無法咀嚼的，要先吞下一些飯菜，才有可能咀嚼。可是先吞下去的是未確實咀嚼的食塊，腸胃沒有足夠空間消化，所以會先將沒有消化的食塊往下送，而腸胃只能吸收食塊表層的醬料和油脂，無法獲得食材真正的營養，因此，吃飯時要小口小口地往嘴裡送，再細嚼慢嚥。

吃軟不吃硬等於慢性自殺

現代人的飲食喜歡吃較柔軟的食物，但缺乏咀嚼的結果會使顎骨功能弱化而變得狹窄，包圍在上顎中的鼻道也會開始狹窄，上下顎骨之間的舌頭會因為活動空間不足而後縮，導致咽喉氣道狹窄，這樣一來，整個上呼吸道都變得狹窄，進入身體的空氣不足，迫使呼吸次數增加，卻急又淺。

呼吸時氣體流速加快，使鼻塞與打鼾更嚴重，而淺呼吸使肺部獲得的氧氣更少，長期缺氧，身體累積過多乳酸與碳酸，形成酸性體質。高酸性使骨質容易流失，結果顎骨更狹窄，咀嚼能力更差，上呼吸道更狹窄，不斷惡性循環，健康一去不回頭！

吃口香糖可以美化臉型

有沒有人嚼口香糖像嚼檳榔、菸草一樣咬牙切齒？不可能。嚼口香糖只需要小力量，反而有助於臉部肌肉張力恢復，減少皺紋。嚼口香糖的咬合力量不會造成牙齒像嚼檳榔一般被磨耗，口腔高度不會變小，也不會因此變成國字臉。

現代人因為食物精緻化，嚴重缺乏好好咀嚼的機會，如前文所述，愈不咀嚼，上呼吸道周圍的顎骨愈狹窄，呼吸愈困難。晚上睡覺時，因為缺氧讓身體的交感神經亢進，導致咬牙切齒，才會慢慢變成國字臉。相反的，嚼口香糖會讓顎骨有機會擴張，暢通呼吸道，晚上就不容易磨牙，不容易國字臉。

大量咀嚼讓頭、頸部的血流量增加，特別是腦部有氧、有精神，可以釋放壓力，讓肌肉緊繃度降低。

日本有研究指出，如果在老年失智的初期階段，盡快製作假牙，恢復咀嚼功能，就有機會改善失智症狀。所以，無論有糖、無糖口香糖，盡量咀嚼吧！每天嚼食口香糖十～二十分鐘，讓你更健康！

看看永遠的女神林青霞，她的養生之道就包括少吃精緻食物、每天咀嚼口香糖二十分鐘。六十歲的女神不僅沒有國字臉，還美得讓人心動，可見全食物與大量咀嚼是永保美麗與健康的關鍵！

顎骨擴張有益健康

從年輕到老都可以靠牙醫師協助，將顎骨逐步擴張。

以我為例，從小是過敏兒，直到四十二歲時，才幫自己做顎骨擴開的治療，藉著晚上睡覺配戴的顎弓擴張器，逐步將上下顎骨擴張開來，多年的鼻過敏與鼻塞問題才獲得改善，並解決了冬天手腳冰冷的困擾。

我因此深刻體會到顎骨擴張對於健康的影響這麼大！加上大量病人透過顎骨擴張，或是培養大量咀嚼的習慣，改善鼻過敏的問題，使我更堅定矯正牙齒不拔牙的理念。面對牙周疾病，我也會從改善上呼吸道思考解決之道，且從此將診療方向專注於涵蓋鼻道與氣道等上呼吸道的全人口腔診療。

顎骨狹窄要盡量讓下顎前移，改善咽喉氣道被壓迫的問題，睡覺時配戴顎弓擴張器，使顎骨寬度、高度與前後深度都獲得改善，小朋友改善快，成人相對較慢，但一定會有效果。

如果不考慮矯正，也可藉由脊椎調整輔助恢復下顎位置，再讓上下排牙齒高度增加（使用類似打球時保護牙齒的咬合板，暫時輔助撐高），舌頭可以獲得較多的活動空間。

顎骨擴張術前、術後

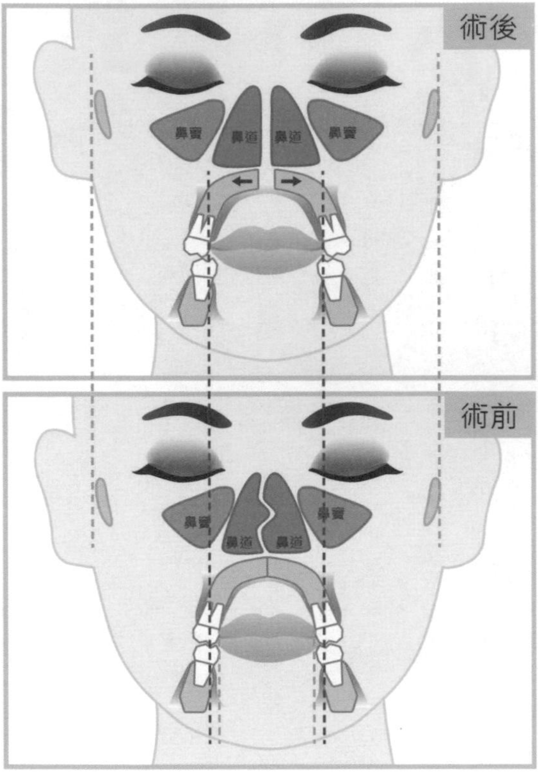

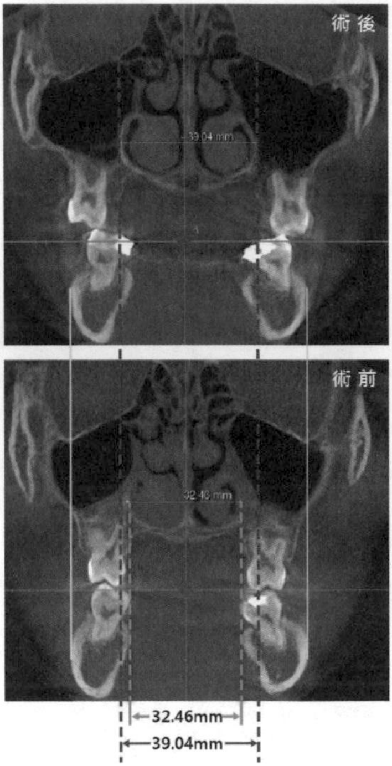

顎骨一輩子持續萎縮，上呼吸道一定會變狹窄，隨時隨地用鼻子深呼吸，才不會年紀輕輕就被疾病所困擾，而小朋友愈早養成大量咀嚼與細嚼慢嚥的好習慣，愈會有好的上呼吸道。

為了不讓上吸道狹窄的問題影響健康，以下提出幾個簡單有效的自我練習方法，可以在短短一星期內改善鼻塞、打鼾狀況，使呼吸道順暢。

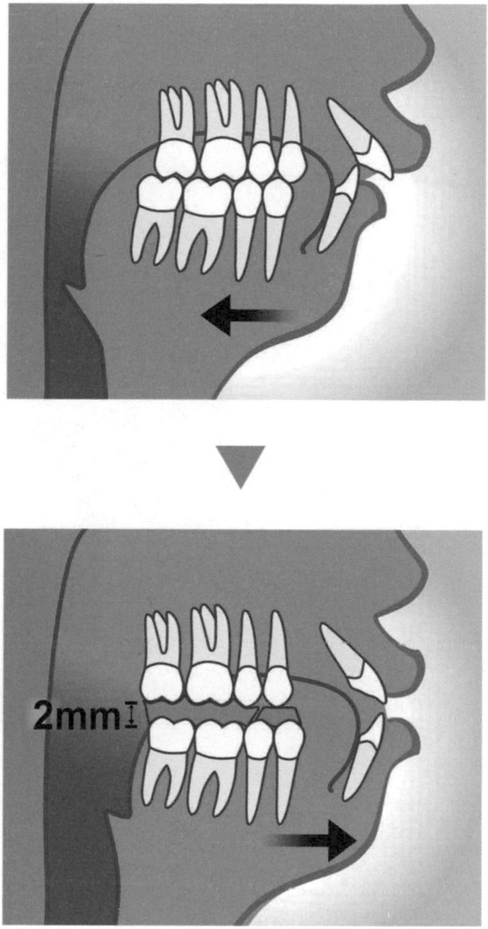

咬合墊高，下顎前移，氣道打開。

我不要大舌頭

很多朋友ㄙㄕ不分，大家習慣取笑他們大舌頭，事實上，大舌頭等於小嘴巴，有大舌頭現象的人一定鼻道狹窄，容易鼻過敏，說話有鼻音，睡覺容易打鼾，也會有胃酸逆流的症狀，聲帶浸泡在高酸中，說話容易沙啞。

大舌頭久了，身體容易缺氧，特別是咽喉部位會因此水腫，一旦水腫，微血管被壓迫，導致咽喉部肌肉水腫更嚴重，舌頭相對更大。

若是親朋好友有大舌頭的問題，請提醒對方多練習伸舌頭與發音練習，讓舌根部位的咽喉肌肉多運動，才有機會減輕水腫，再做呼吸練習、適當運動，加快改善身體水腫。

大量咀嚼也很重要，不然就找牙醫師幫忙，透過顎弓撐開器協助將顎骨撐開，才有機會徹底改善大舌頭的困擾。

異常的呼吸方式

骨頭表層包覆著軟組織，當骨頭變小，軟組織會隨著骨頭變小。如果包覆著鼻道與咽喉氣道的顎骨變狹窄，周圍軟組織的生長空間也被壓縮，會使上呼吸道更狹窄，甚至產生皺褶。

這時候呼吸產生的氣流會不平順、出現擾動，讓軟組織容易增生、肥大，又產生更多皺褶，例如鼻息肉增生（鼻塞更嚴重），懸壅垂拉長（軟顎區打鼾加重），舌根部位水腫、肥大（舌根部位打鼾加重），最後使鼻道與咽喉氣道更狹窄。

其次，當鼻道與咽喉氣道變得狹窄，進出上呼吸道的空氣減少，身體獲得的氧氣不足，所以呼吸次數會增加，呼吸會變得急促，容易出現胸悶。

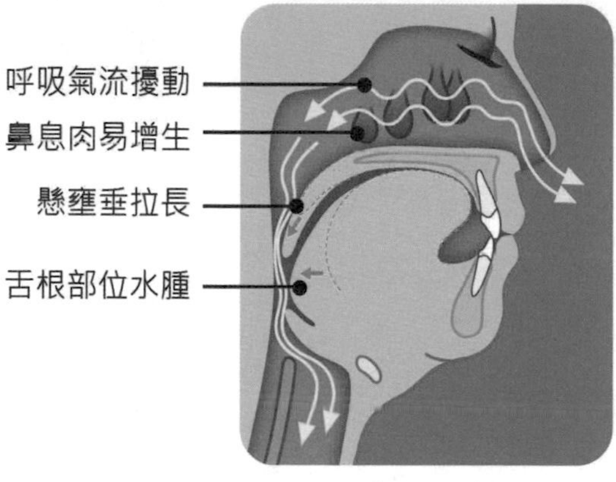

異常

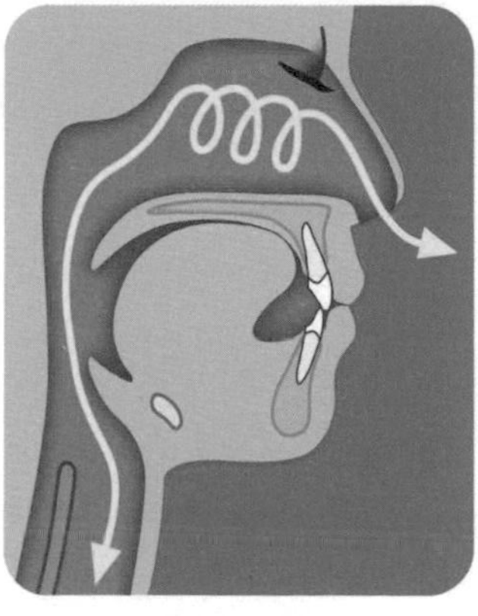
正常

進入肺部的氧氣變少，呼出體外的二氧化碳倒是排得乾乾淨淨，而二氧化碳濃度降低，又衍生出兩個問題，一是呼吸中樞偵測到二氧化碳濃度降低，讓呼吸暫時停下來（這也是睡眠呼吸中止症的原因）；二是二氧化碳是血管擴張的幫手，濃度降低後，鼻粘膜的血管收縮，更容易產生過敏症狀，加重鼻塞。

不僅如此，呼吸急促還會使進出鼻道與咽喉氣道的氣流加快。根據物理學的白努力定律（Bernoulli's law），當氣體流速增加時，會產生較大壓力。例如在兩張紙中間吹氣，結果兩張紙會吸在一起。

捷運站裡當列車進站，如果有乘客站立超過黃線，保全人員就會鳴哨警戒，以免列車速度太快，而將乘客吸過去。當列車離站，即使車門關了，列車會慢幾秒開動，就是避免離月臺很近的乘客因列車啟動加速而被吸向車廂。

上述定律在鼻道與咽喉氣道也是一樣，當呼吸變得急促，氣體流速加快、吸力增加，導致鼻粘膜容易被吸粘在一起，造成鼻道更加狹窄。同樣的道理，打鼾也是因為咽喉氣道內氣體的流速加快，所以不要小看過度呼吸的危害，在進行鼻塞與打鼾治療前，我們要學的重要功課就是如何正確呼吸。

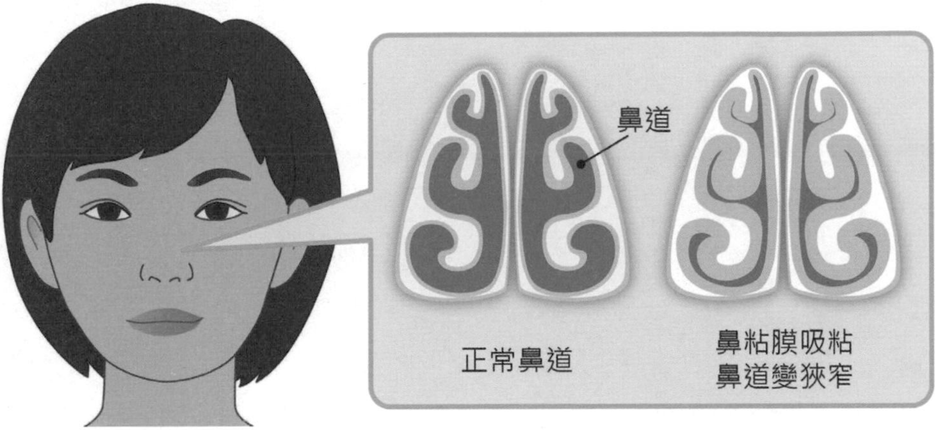

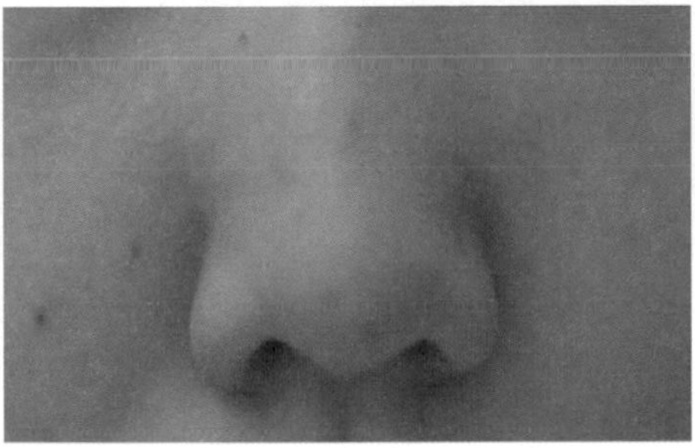

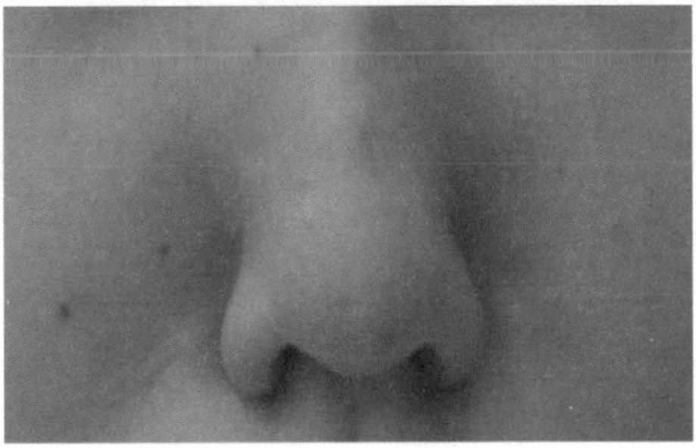

呼吸急促時鼻粘膜容易吸粘

現代人因為環境缺氧，加上普遍有鼻塞與打鼾的症狀，導致大部分的人出現異常的呼吸方式，主要是呼吸次數增加，一般稱作「過度呼吸」（不同於看起來像是喘不過氣的「換氣過度症候群」），而過度呼吸有呼吸淺、呼吸急，有點喘息，容易喘不過氣的感覺。再進一步看，這樣的人不管是站姿或是坐姿都不理想，都有彎腰駝背的狀況，最後讓人容易勞累、有負面情緒、肥胖，或是突然變瘦，以上都是身體缺氧的結果。

正常的呼吸方式：深層呼吸

相對於過度呼吸，理想的呼吸方式是深層呼吸：

1. 每分鐘八～十二次。
2. 腰挺直，吸氣時胸挺背脹，腹部不動，慢慢將空氣吸到肺部。
3. 吐氣時腹縮後，胸部再縮，慢慢地將肺部空氣吐出去。

檢測時，可將手掌置於胃與肋骨下緣的中央交錯處，感受呼吸時肺部的輕微起伏。當呼吸的方式正常，身體會愈來愈有精神。而且理想的呼吸次數較少，經過鼻道與氣道的氣流平順，相對來說，比較不會造成鼻塞與打鼾。

從每天三～五次，每次五分鐘，專注慢慢練習深層呼吸，通常一個星期左右，精神就會開始變好。

現代人呼吸與理想的呼吸有何不同？

正常呼吸特徵	過度呼吸特徵
腰挺直、胸廓無阻力	彎腰駝背
從鼻子呼吸	從嘴巴呼吸 常說話、吃飯急、 走路快
胸挺、背脹、 腹部不動 可以用手扶助胸骨 下緣檢測	胸部不動 誇張的胸部起伏 僅腹部動作
呼吸速度緩而輕	呼吸用力、聲音大 空氣急著進出口鼻， 像喘息一般
每分鐘八～十二次呼吸 兒童會多一點	每分鐘呼吸次數 超過十四次
微笑多、快樂多	容易生氣發怒、 容易哀傷憂慮
不容易打鼾、 不容易勞累	容易打鼾、容易鼻塞、 容易疲勞

從一根吸管開始練習

教病人呼吸比教病人刷牙還困難！因為很難用具體的方式測量與評估，我在長期教導鼻過敏、打鼾與牙周病人呼吸訓練的過程中，透過自律神經檢測儀器的輔助，慢慢整理出一套教導病人呼吸的方式，一方面使大家容易瞭解如何使用吸氣與呼氣的肌肉，一方面也使病人明白，只要正確的呼吸，自律神經可以在很短時間內恢復平衡，甚至快速降低交感神經亢進導致的高壓力，幫助情緒舒緩，改善睡眠狀況。

首先，要學會運用並訓練吸氣肌肉與呼氣肌肉。先拿一根吸管（愈細愈硬愈好），剪成三～五公分長，然後用牙齒輕咬並用嘴唇含著。練習時以鼻子吸氣、嘴巴吹氣（吹得愈用力愈好）。

一開始嘴唇含著吸管，大約花五秒鐘，將肺部空氣用力吹出直到乾淨（愈用力愈好），再花五秒鐘慢慢用鼻子將空氣吸到肺部，不要急，穩穩地將空氣吸飽（愈慢愈好）。切記，不要急著將空氣吸入後屏住氣（只會讓交感神經更亢進），也不要慢慢吐氣（沒有訓練到吐氣肌肉）。

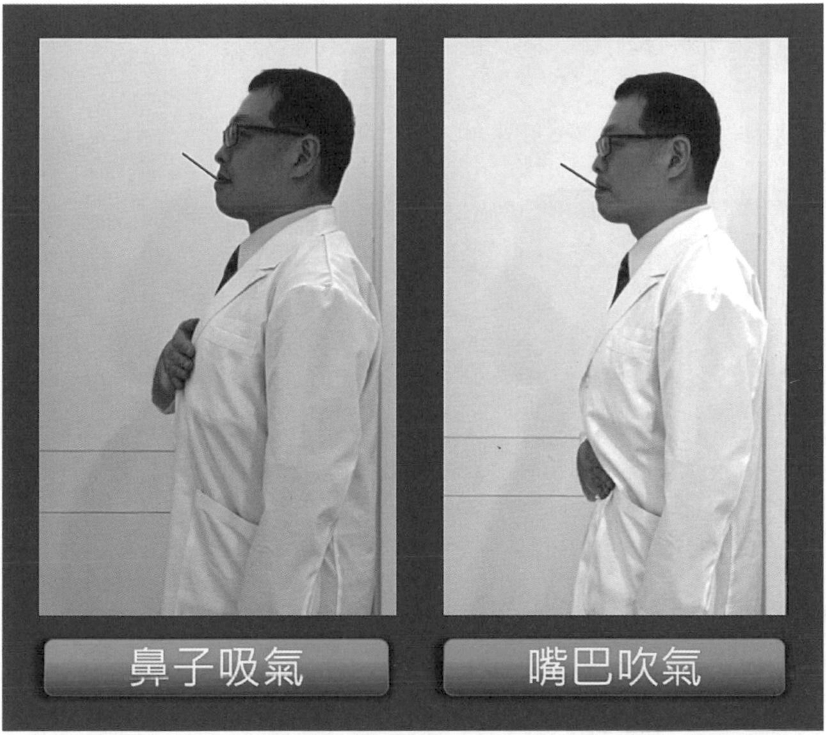

然後嘴巴吹氣、鼻子吸氣，從吹氣與吸氣各五秒開始（老人家或身體虛弱的病人，一開始可以從三秒的間隔開始，原則上就是不要急，動作做確實比較重要）。如果感覺到頭暈或勞累，可以隨時停下來，不要勉強，甚至喝個果汁補充水分與糖分，再評估是否繼續。

如果您動作做確實，會發現用力吹氣是腹部先用力，然後胸部才用力；吸氣時則是胸挺背脹，胸部挺起來，背部脹起來。早晚練習十分鐘，隨時注意呼吸方式，經過一、兩個星期的訓練，會慢慢覺得呼吸變得輕鬆，人也開始變得有活力。請和周遭的朋友分享，特別是受疾病困擾的朋友，先從重新學呼吸開始，很多小症狀就會不藥而癒。

吐濁氣

我在一次參加知名節目主持人與生機飲食專家陳月卿的節目中，遇到一位律師，他提到道家有個「吐濁氣」的功法：張大嘴巴慢慢哈氣，吐出來的是溫暖空氣，感覺上是肺部用力哈氣；可是用嘴巴用力吹氣，吹出來的空氣卻是冷的，感覺上是用腹部用力吹氣。同樣是肺部的空氣，用哈氣與吹氣所吐出來的空氣竟然有熱冷之分。我的想法是大部分人都是淺呼吸，空氣只吸到上層肺部，下層肺部使用的機會相對較少，所以哈氣等於將上半經常使用的溫暖肺部空氣哈出；吹氣等於是藉由腹部吐氣肌肉，吹出下半較少使用的冷空氣。大家可試試看，體會是不是如此。

鼻吸嘴吹

「鼻吸嘴吹」是提升身體含氧量的好方法，這要從鼻呼吸與口呼吸的不同談起。鼻孔小，吸氣時，肺部脹開，空氣還沒有完全進到肺部，出現負壓，加快二氧化碳從肺泡微血管進入肺部；呼氣時，肺部壓縮，空氣來不及從鼻孔出去，壓力增加，氧氣加速進入肺泡微血管，特別是運動時的效率又更高。用嘴巴呼吸或是淺呼吸，都會因此失去自然讓身體加速有氧的效果，等於是身體缺氧的元凶。

嘴巴從小吸管吹氣，就是模擬鼻孔效應，甚至管道更小，腹部更用力，一方面訓練呼氣肌肉，另一方面加大壓力，讓氧氣更容易進入肺泡微血管，增加有氧效率。只是關鍵還是先有氧氣，所以請用鼻子「慢且深層」地吸氣。

三～五分鐘解決鼻塞問題

臺灣是海島型氣候，空氣潮溼，很容易因為環境或是黴菌而出現鼻子過敏症狀，超過半數的人可能容易鼻塞與鼻過敏，很多人連鼻道已經嚴重狹窄還不自知。

其實，只要簡單的方式就可以快速改善鼻塞。而解說方法之前，我們再回顧前文，因為鼻道與氣道狹窄，使人呼吸變得急促，呼吸急促、呼吸淺，不但得不到足夠氧氣，反而讓二氧化碳吐得更乾淨。

不要小看二氧化碳濃度偏低對身體造成的影響，二氧化碳不只是身體產生能量的代謝產物，事實上，二氧化碳濃度偏低，反而會加重身體缺氧，以下是二氧化碳濃度偏低後，對身體造成的負面影響：

1. 二氧化碳可協助血管擴張，當二氧化碳濃度偏低時，血管收縮，鼻粘膜容易腫脹、

二氧化碳濃度偏低，造成身體缺氧的三個關鍵

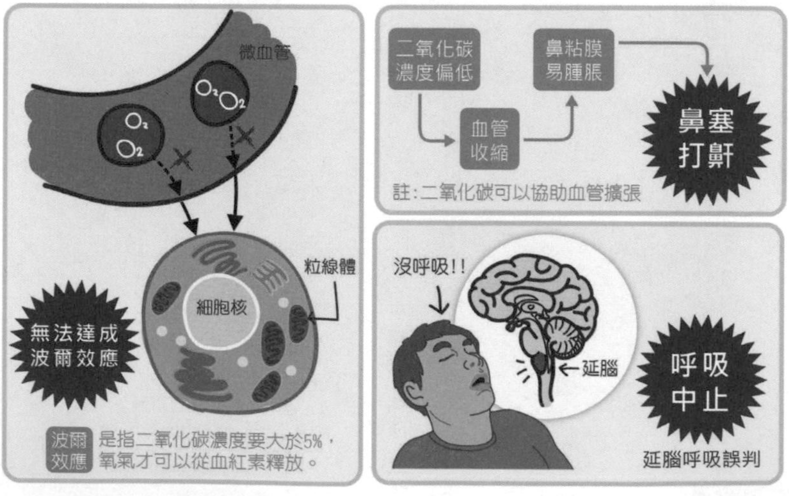

舌根更容易水腫，更容易鼻塞過敏，也更加重打鼾症狀，全身的血液循環變得更差，使身體獲得氧氣的能力更加不足。

2. 延腦的呼吸中樞會偵測二氧化碳的濃度來調整呼吸，一旦二氧化碳濃度偏低，呼吸中樞反而會讓身體暫時停止呼吸，所以白天「過度呼吸」或是晚上睡覺打鼾的朋友，往往在呼吸變得急促使二氧化碳濃度降低後，呼吸就暫時中止，等到身體二氧化碳濃度增加之後，才開始恢復呼吸；所以白天會突然想要深深吸口氣或大力喘息，晚上會出現睡眠呼吸中止症的巨大喘息與巨大鼾聲，都是呼吸中止的後遺症。

3. 氧氣從微血管內的血紅素釋放出來，供細胞產生能量，但需要有足夠濃度的二氧化碳協助。二氧化碳濃度降低會導致兩個問題。其一是加重鼻塞與鼻過敏。其二是當身體二氧化碳濃度降低時，氧氣使用效率也會同時變差，因為九八％氧氣靠「血紅素」運送，當氧氣到了微血管，需要從血紅素釋放氧氣分子時，如果二氧化碳濃度太低（小於五％），血液中的氧氣分子只能和血紅素緊密結合（以上現象稱為「波爾效應」）。如果氧氣分子沒辦法進入組織細胞中，不僅會使身體機能出現問題，鼻子功能也會變得更差，這也是打鼾或是有過度呼吸症狀的病人很容易勞累的原因。他們的呼吸都很急促，二氧化碳濃度太低，進入身體的氧氣無法釋放給細胞使用，細胞一下有氧氣一下沒氧氣，身體當然容易勞累！

用暫停呼吸舒緩鼻塞狀況

要解決鼻塞問題，就要善用二氧化碳濃度增加的影響，一方面讓微血管擴張，一方面發揮波爾效應，短短三～五分鐘內就恢復鼻子的功能。

步驟一：含溫水，舌頭上頂。

透過溫暖的口腔來溫暖鼻腔，同時避免用嘴巴呼吸。

步驟二：用手捏著鼻子。

吐完氣捏鼻，先暫時停止呼吸，讓身體的二氧化碳濃度慢慢增加。

步驟三：持續性抬頭與低頭、或是左右擺頭、左右搖頭。

依序輪流動作，增加身體氧氣的耗用程度。

步驟四：喘不過氣的時候，手放開鼻子。

慢慢吸氣，愈慢愈好，一急，氣流的擾動會讓鼻塞更嚴重。

步驟五：重複步驟一～四。

必要時可以捏著鼻子快步來回走，增加二氧化碳的濃度。

持續含著溫水，慢慢用鼻子深層呼吸，精神會變好，甚至一夜好眠。

四個訣竅遠離鼻過敏

這些年來，在我堅持不拔牙矯正的治療過程中，最關鍵的是改善病人鼻子過敏的情況，打鼾的症狀也減少了，甚至有病人改善了脊椎側彎、彎腰駝背。鼻子過敏真的如一般醫學所說，是體質與過敏原的問題？那為什麼我幫病人將牙齒周圍的顎骨，透過睡覺配戴的顎弓擴張器慢慢撐開，病人身處一樣的居家環境，卻沒有了鼻過敏的症狀？我想真正的關鍵就在於鼻道恢復暢通，也就是身體有氧了！

再來，告訴大家如何更快解決鼻子過敏的困擾。

一、大量咀嚼

大量咀嚼才有機會讓顎骨擴張，小朋友四～六個月沒有牙齒時，就要開始訓練用舌頭嚼食食物的能力，讓舌頭頂上顎，因為這個簡單的動作會刺激上顎骨自然的擴張，鼻子自然好。

換牙齒了，門牙沒有空間長，找牙醫師矯正前，先努力大量咀嚼，只要每天多出三十分鐘，大量嚼食口香糖、堅果、蘋果、芭樂等水果，三個月內一定改善牙齒排列，也會大幅減輕鼻子過敏症狀。

牙齒整齊的孩子要咀嚼，牙齒不整齊而需要矯正的孩子更要大量咀嚼，不想「老掉牙」

的朋友們，不僅要大量咀嚼，甚至還要常常「扣齒」來維持顎骨型態。大量咀嚼，還會讓頭、頸部血流量增加，鼻功能自然更正常。

二、拒絕加工食品

遠離鼻過敏，最關鍵的就是遠離「牛奶」、「蛋」、「麵粉」與「糖」所做成的加工食品。麵包、餅乾、零食、飲料，無一不是這些原料做成的，父母不要買，小朋友自然不會吃，過敏的機會一定減少。

現今大眾愈來愈有養生健康意識，除了多食用有機食材，大量咀嚼幫助上呼吸道暢通，也少吃了很多毒素，避免耗氧過多。要健康就要吃真食物，不要吃假食品。

三、用鼻子呼吸

鼻子和大腦一樣是用進廢退，愈使用功能愈好，愈不使用功能愈差，一旦改用口呼吸，就會鼻塞打鼾、彎腰駝背，甚至讓小孩過動、老人失智（可說都是大腦負責記憶與思考的前額葉與海馬迴缺氧的結果）。

用鼻子呼吸，睡覺將嘴巴貼起來（老人建議要搭配簡易的止鼾器），二十四小時都用鼻子呼吸，鼻子功能自然健康，隨時提醒自己，呼吸要輕、要慢、要深，就能遠離鼻子過敏。

四、多晒太陽

陽光對於鼻子過敏有巨大療效，以氣喘為例，多晒太陽可以降低氣喘用藥的量。而且陽光可以讓身體自然產生一氧化氮（NO），協助擴張血管，加快血流速，同時活化血紅素與粒線體，等於擴大氧氣運送的道路，加快運送氧氣的流量、使用效率，促進身體產生能量，當然能改善鼻子過敏與各項疾病。

遠離鼻過敏的四個關鍵做法（首重身體含氧量的增加）

1 大量咀嚼

2 拒絕加工食品

3 用鼻呼吸

4 多晒太陽

對抗打鼾與睡眠呼吸中止症

打鼾真的要人命

打鼾在以往是老年病，可是現在的壯年與青年普遍有打鼾的症狀，甚至會打鼾的小朋友也比比皆是，大家都瞭解了打鼾是顎骨限制舌頭活動空間，進而壓縮咽喉氣道，讓呼吸氣流在咽喉狹窄區域出現聲音的結果。打鼾常讓夫妻被迫分房睡，不然，伴侶不僅可能神經衰弱，甚至容易失和而增加離婚的機會。打鼾是呼吸能力嚴重降低，造成嚴重缺氧，當嚴重到變成睡眠呼吸中止症，還可以領重大傷病卡，各位可想見打鼾對身體危害的嚴重程度。

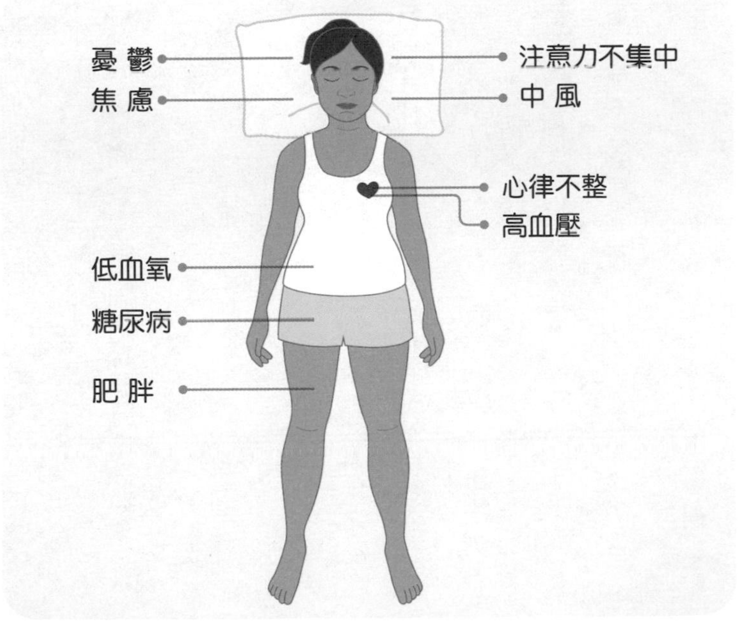

世界各國的調查指出，幾乎有一半的成年人會打鼾，即使是女性也有超過四分之一的發生率，只要睡覺時有打鼾症狀，白天就容易偏頭痛、感覺沒睡飽、容易勞累、有情緒、煩惱變多，坐車、吃完午餐都想睡覺、還沒吃晚餐已經開始打哈欠，這是因為身體已慢性缺氧，而健忘、肥胖，諸多慢性病也悄悄降臨。

睡眠呼吸中止症

打鼾到嚴重程度會出現「睡眠呼吸中止症」。睡覺睡到停止呼吸，乍聽之下很不可思議，可是卻普遍在成年人與老人家的睡眠期間出現，從圖示來看看睡眠呼吸中止症如何出現。

1. 空氣不容易吸到肺部，所以呼吸開始變得急促。
2. 呼吸急促造成呼吸淺，氧氣吸不夠，但是二氧化碳卻吐得很乾淨。
3. 延腦呼吸中樞偵測到二氧化碳濃度降低，所以讓呼吸停止。
4. 停止呼吸後，二氧化碳濃度增加，延腦呼吸中樞才再下令開始呼吸。
5. 啟動呼吸常是突然大力的喘息與巨大的鼾聲。
6. 一直重複上述的惡性循環，也就是重複睡眠呼吸中止循環。

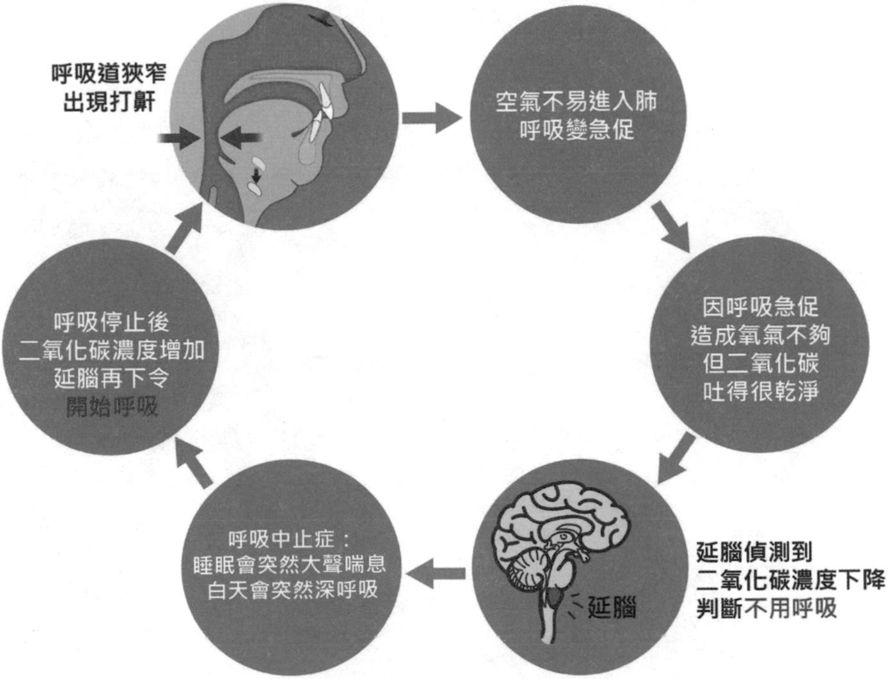
呼吸道狹窄
出現打鼾
空氣不易進入肺
呼吸變急促
因呼吸急促
造成氧氣不夠
但二氧化碳
吐得很乾淨
延腦偵測到
二氧化碳濃度下降
判斷不用呼吸
延腦
呼吸中止症：
睡眠會突然大聲喘息
白天會突然深呼吸
呼吸停止後
二氧化碳濃度增加
延腦再下令
開始呼吸

這和鼻過敏的問題很類似，因為飲食西化與精緻化，咀嚼能力降低，造成顎骨狹小，產生鼻道狹窄，出現鼻塞與過敏；咽喉氣道狹窄則讓人出現打鼾，與更嚴重的睡眠呼吸中止症。

打鼾與睡眠呼吸中止症，已經是世界衛生組織公認人類健康的十大殺手之一，使慢性疾病與肺炎機會多二～三倍、心血管疾病多七～八

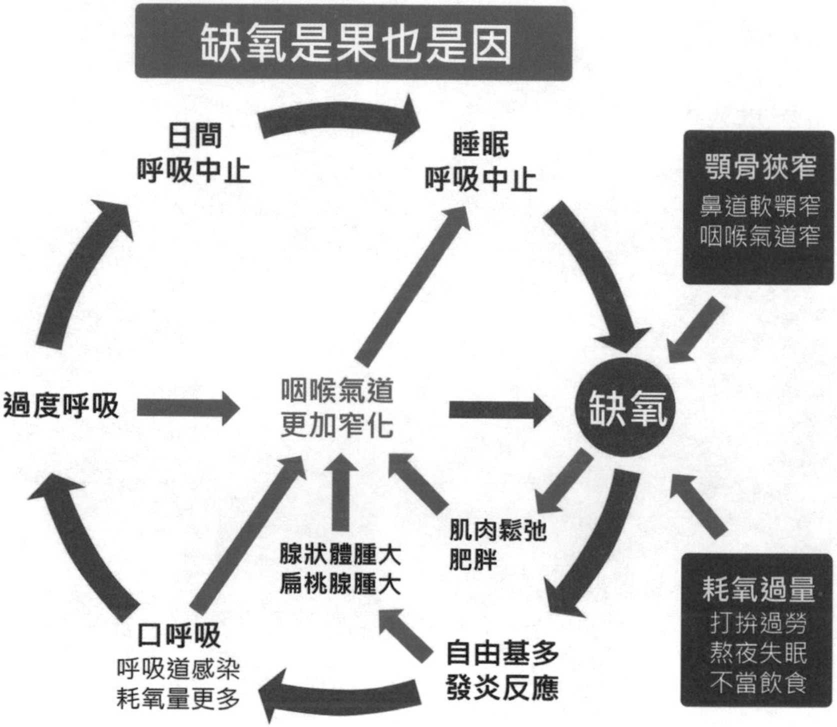

倍、可怕的中風與癌症也多二~五倍，還有性功能低下與攝護腺肥大等問題，以及增加睡眠中猝死的可能性。

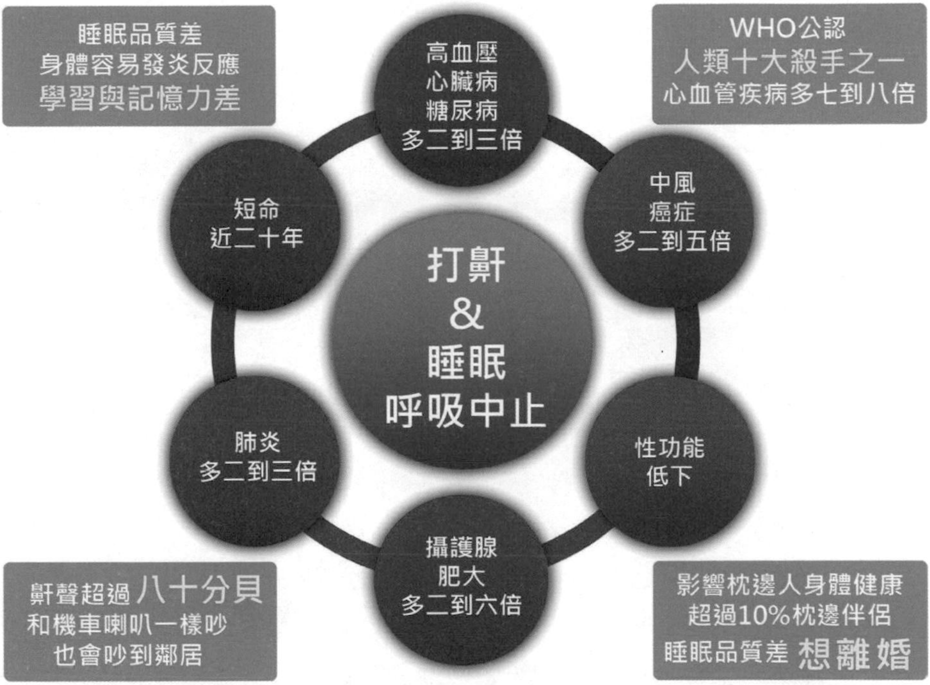
睡眠品質差
身體容易發炎反應
學習與記憶力差
WHO公認
人類十大殺手之一
心血管疾病多七到八倍
高血壓
心臟病
糖尿病
多二到三倍
中風
癌症
多二到五倍
性功能
低下
攝護腺
肥大
多二到六倍
肺炎
多二到三倍
短命
近二十年
打鼾
&
睡眠
呼吸中止
鼾聲超過八十分貝
和機車喇叭一樣吵
也會吵到鄰居
影響枕邊人身體健康
超過10%枕邊伴侶
睡眠品質差 想離婚

缺氧造成腸胃功能不佳、蛀牙、排尿不順

打鼾與睡眠呼吸中止症會造成身體缺氧，身體一旦缺氧，交感神經容易亢進，睡眠時會不自覺咬牙切齒、翻來覆去，可是負責腸胃蠕動的副交感神經功能卻相對不足，腸胃功能自然不佳。

此外，打鼾代表咽喉氣道短暫性阻塞，肺部擴張了，空氣卻沒有進來，而擴張的肺部擠壓到胃部，增加胃酸從食道抽出的機會，加上打鼾時腹部會用力，壓迫到胃部，更讓胃食道逆

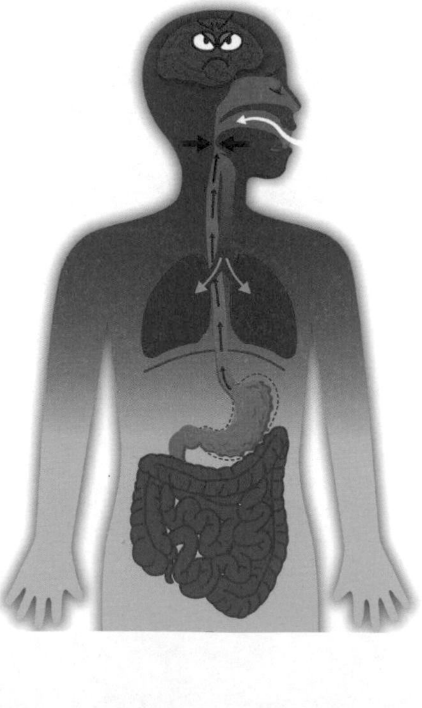

打鼾與睡眠呼吸中止症導致腸胃功能不佳

肺部擴張，但打鼾使空氣進不來，
腹部又用力，易胃食道逆流。

長久打鼾使身體慢性缺氧，
賁門括約肌容易鬆弛，易胃食道逆流；
幽門括約肌容易鬆弛，易十二指腸潰瘍。

打鼾使身體缺氧，交感神經亢進，
負責腸胃蠕動的副交感神經功能則
相對不足。

流的機會大增。

而打鼾久了，身體慢性缺氧，胃賁門括約肌容易鬆弛，開始胃食道逆流，口腔內的牙齒也容易腐蝕或蛀牙，咽喉、幽門、尿道開口的括約肌也會鬆弛。

除了胃食道逆流，幽門括約肌鬆弛使胃酸往下流，十二指腸潰瘍的機會增加。而男性朋友尿道的肌肉張力便弱，排尿變得不順暢。偏偏打鼾愈嚴重，身體愈缺氧，是惡性循環，所以大家不要小看打鼾，小小症狀卻有莫大傷害。

沒有打鼾聲，未必不會打鼾

沒有打鼾的聲音不代表病人不會打鼾，判斷的關鍵是「睡眠品質好不好」，如果睡得好，白天有精神，就不用擔心。如果有前文提到的各種症狀，加上有輕微失眠、淺眠、倒頭睡卻一下子天亮（沒做夢，未進入深層睡眠）、或是整個晚上一直做夢到天亮（大腦沒有時間休息），事實上身體已經缺氧了。

每個人都應該檢測睡眠品質。臨床上，都是到睡眠中心做睡眠檢測，而睡眠檢測最關鍵的是手指血氧量，只是普通的醫療院所沒有測量的設備，一般人更不可能採購手指量血氧連續偵測記錄儀器，但我們可以用簡單工具來測量睡眠品質。最簡單的方式就是利用智慧型手機的睡眠偵測APP，透過偵測，記錄睡眠期間打鼾聲與身體移動，推估睡眠品質。

也可以用智慧型手機下載偵測APP（約三十～一二〇元），但使用時請打開飛安模式，以減輕電磁波傷害。經過一個晚上的測量就可以瞭解自己睡得好不好，以及深層睡眠的時間有多久。

穿戴式裝置是目前測量睡眠品質最夯的方

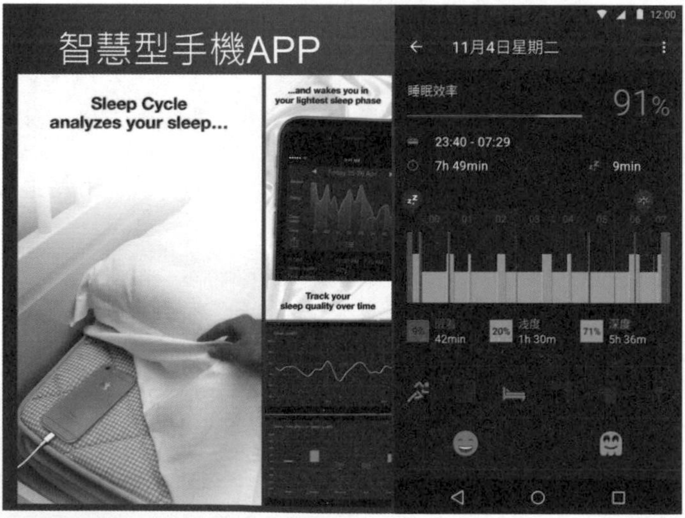

小米手環便宜好用

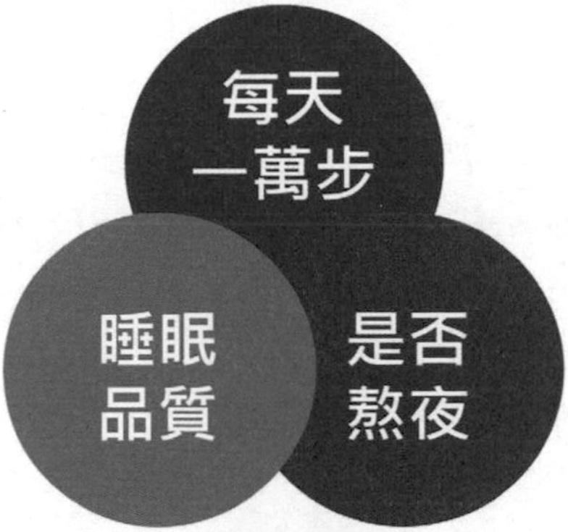

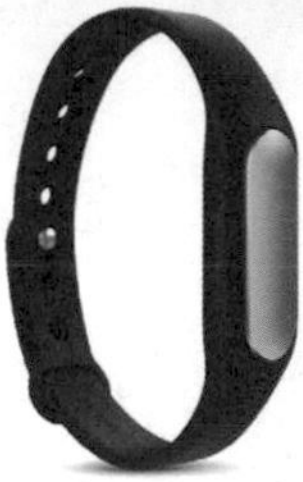

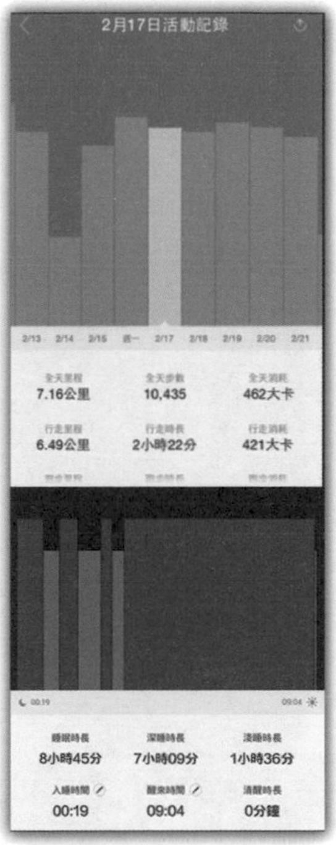

式，例如小米手環，簡單好用，價格不到四百元，可以知道晚上有多久深層睡眠的時間。

不僅要看睡眠品質，還應力行日行一萬步。小米手環可以記錄每天走路與跑步的總次數，也可以記錄每天什麼時候睡覺，是否熬夜，最後，比較特別的就是記錄每天晚餐與睡眠品質的關係。

如果您晚餐吃麵包、外食與加工食品，睡眠品質一定不理想；如果吃得清淡，就會有良好的睡眠品質，請試著每天記錄。

從外觀與症狀確認打鼾情況

雙下巴可能是肥胖，但最可能是因為舌頭往咽喉移動，舌頭活動空間不足而形成，因此舌頭邊緣會出現牙齒的印痕，張口時舌頭會蓋住下排大臼齒，也看不到懸壅垂。

打鼾的成因是多方面的，主要是顎骨狹小，造成舌頭活動空間不足、咽喉氣道狹窄。長期缺氧也會造成咽喉部位發炎腫脹、水腫與肌肉張力低下的「坍塌性打鼾」，如果因為呼吸道狹窄而有過度呼吸的習慣，經過咽喉氣道的快速氣流與

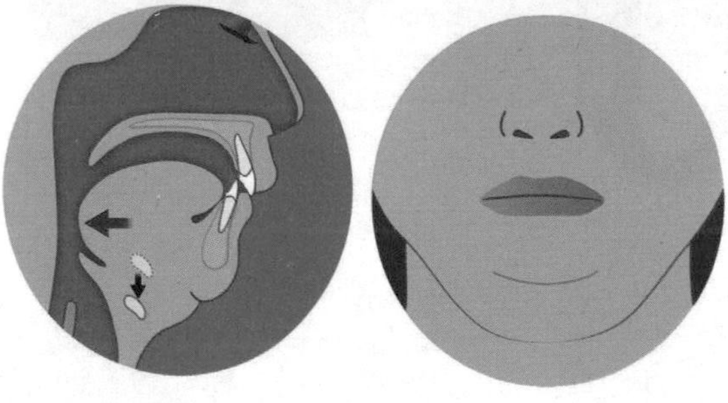

雙下巴

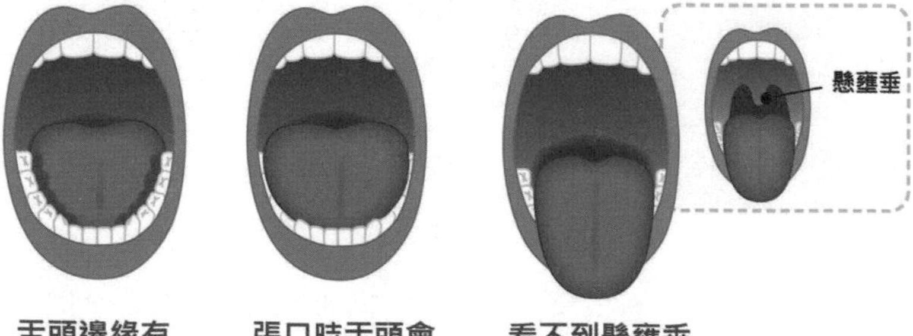

舌頭邊緣有牙齒印痕　張口時舌頭會蓋住下排大臼齒　看不到懸壅垂

氣流擾動，也會加重打鼾症狀。

以軟顎的打鼾症狀來說明：氣流擾動增加會造成軟組織增生，左圖中箭頭處是咽喉上方的軟顎後側，如果這裡的氣體流速快且急，而且氣流不順暢而出現擾動，會讓軟顎後方的懸壅垂往下方增生，所以打鼾的病人張口時，看不到懸壅垂，即使手術切除了，但因為沒有改變呼吸習慣與暢通呼吸道，不到半年又會出現打鼾症狀。

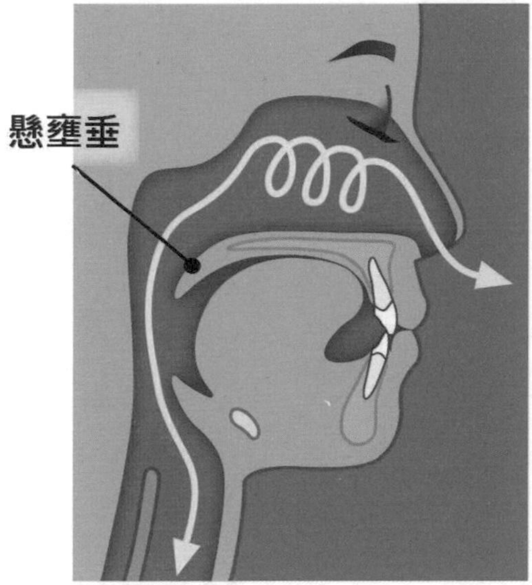

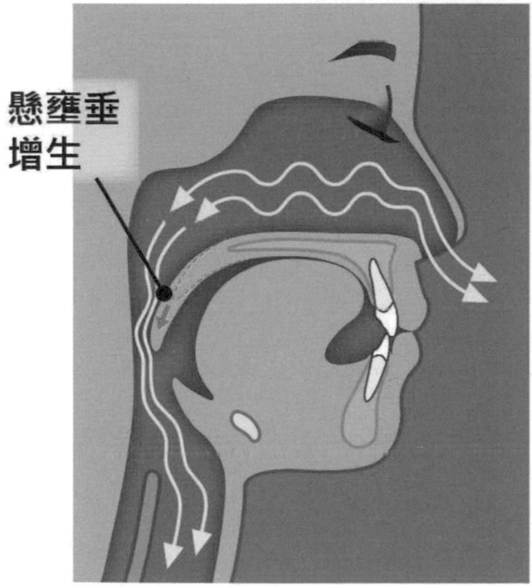

隨時深層呼吸，改善打鼾

關鍵一：隨時腰挺直、微笑、慢慢用鼻子深層呼吸

改善打鼾的方式，除了不得已必須手術，或是睡覺時配戴「陽壓呼吸器」。我還是建議從改善氧氣供需來改善打鼾。而最重要的是隨時用鼻子慢慢深層呼吸，一方面增加供氧量，改善咽喉肌肉張力鬆弛而加重的打鼾問題；另一方面降低氣流流速、減少氣流擾動，改善軟組織增生。

關鍵二：閉嘴唇，用鼻子呼吸

用口呼吸的人才會打鼾，所以閉嘴唇與強制用鼻子呼吸，是改善打鼾最重要的兩件事。

如果是小朋友，用透氣膠帶貼上嘴巴就可以了，如果是大朋友，困難度就高了，嘴巴貼上透氣膠帶後，會出現鼻子吸氣，但是嘴巴依舊吐氣的狀況，吐到最後嘴巴脹起來，臉紅脖子粗，依舊沒辦法改善打鼾。所以臨床上，我建議配戴適當的止鼾器，只要避免吐出來的氣體往嘴巴吹，就會恢復用鼻子呼吸，血氧量才有機會慢慢增加，使你一早醒來，精神變好。

水壩型止鼾器

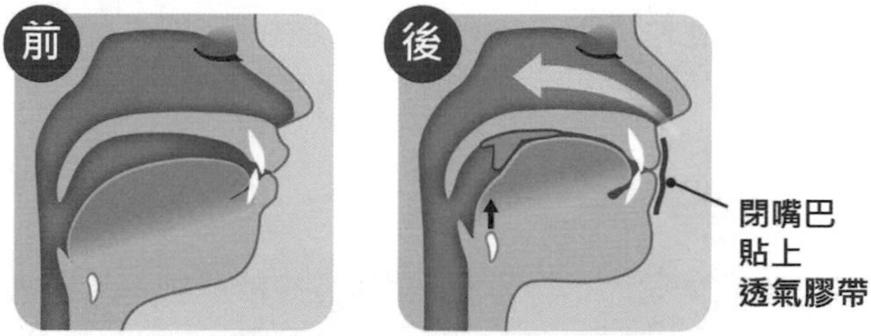

水壩型止鼾器加肌肉刺激裝置

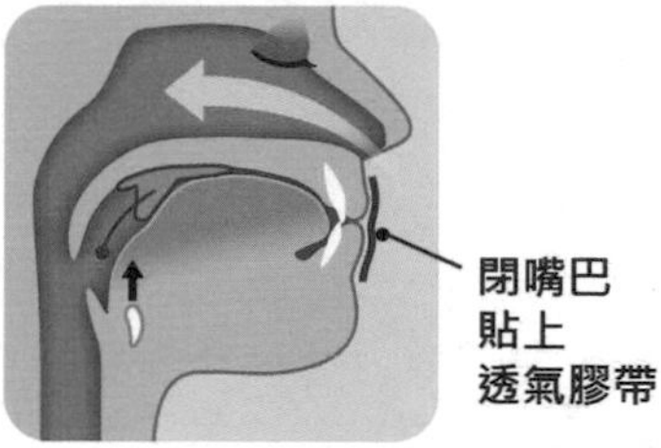

twin block型止鼾器

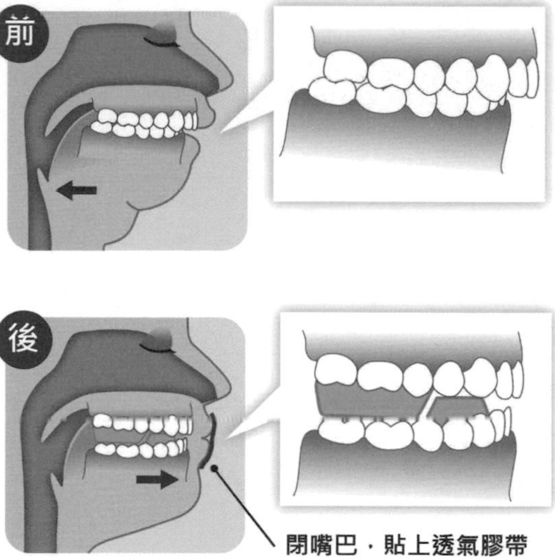

關鍵三：口腔周圍肌肉訓練

透過一系列的頸部、舌頭肌肉訓練，有助改善打鼾部位肌肉張力，接著告訴大家如何依序伸展咽喉部肌肉，每個動作五秒鐘，各三十下，天天做一定會改善打鼾症狀。

一、下顎抬伸（訓練舌骨前肌）

頭上仰，下巴再往前上方伸出。

下顎抬伸

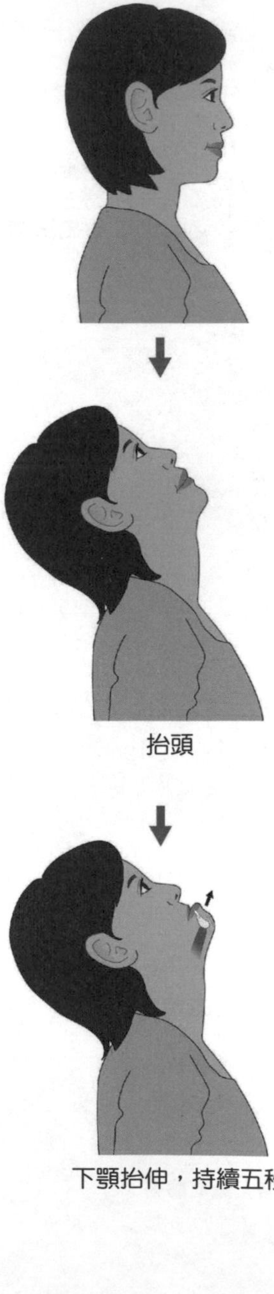

下顎抬伸，持續五秒

抿唇頂舌

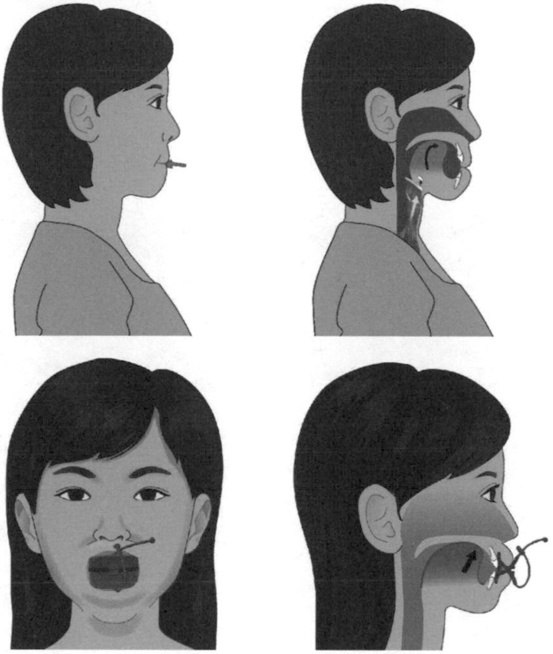

嘴唇張力訓練器

二、抿唇頂舌（訓練舌骨後肌）

嘴唇緊閉，舌頂上顎，舌根用力。

長時間做嘴唇張力訓練，可以逐漸讓嘴唇自行閉著。如果使用嘴唇張力訓練器輔助，嘴唇用力時，舌頭會用力往上顎頂（不能頂前面的牙齒），這時候等於在做舌根伸展運動，可以改善咽喉部位的水腫問題。養成舌頂上顎的習慣，等於隨時在做舌頭運動，能減少打鼾的機會。

三、捲舌張口（舒緩咬肌、外翼肌）

捲舌、張口，保護顳顎關節，同時訓練肌肉。

這個動作可以常做，同時可以舒緩咬肌的力量，對於想要瘦臉的朋友有很大幫助，對於不自覺咬牙切齒的朋友，更務必認真訓練！

四、開口伸舌（再次舒緩舌骨後肌）

伸舌頭可以明顯看到雙下巴變小，是最直接訓練打鼾部位周圍肌肉的動作，如果真的沒有空，請至少每天認真伸舌頭一百下，搭配「關鍵四」的發聲練習。

五、舌刷牙

舌刷牙，古人稱作「赤龍攪海」，透過舌頭舔牙齒內外側的動作，增加唾液分泌。唾液增加，加上舌頭協助清潔牙齒表面，可以改善蛀牙。舌刷牙還可以訓練舌頭肌肉張力，減輕舌根肌肉水腫，改善打鼾。

捲舌張口

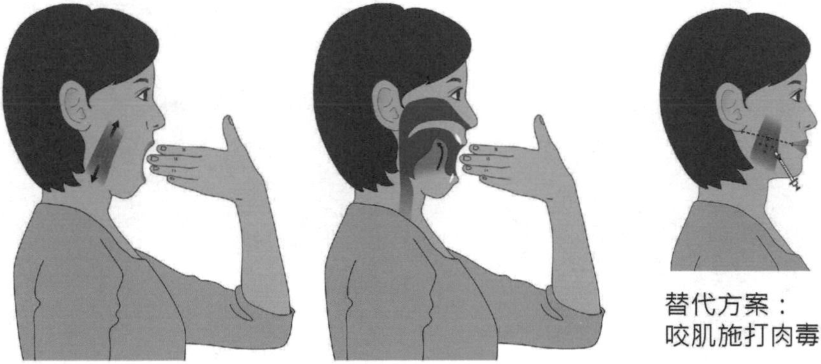

替代方案：
咬肌施打肉毒桿菌

張口伸舌

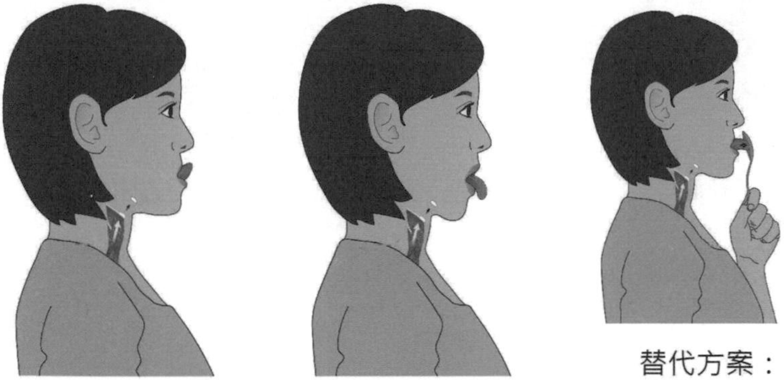

舌頭向四方伸展，各持續五秒

替代方案：
古推湯匙

舌刷牙

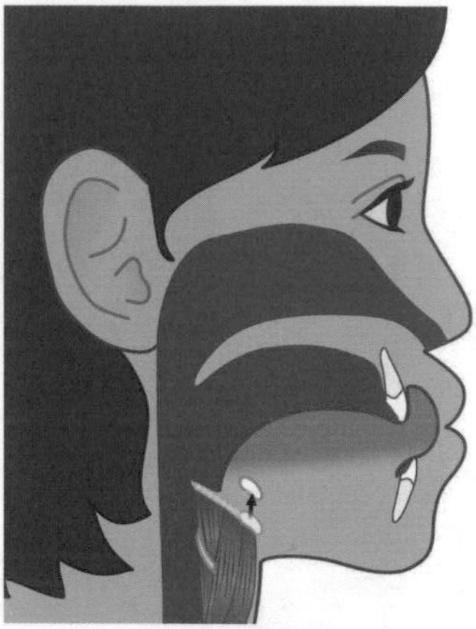

上門牙外側

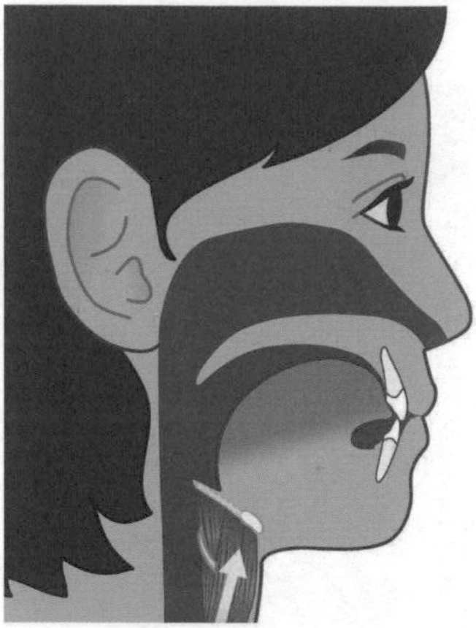

上門牙內側

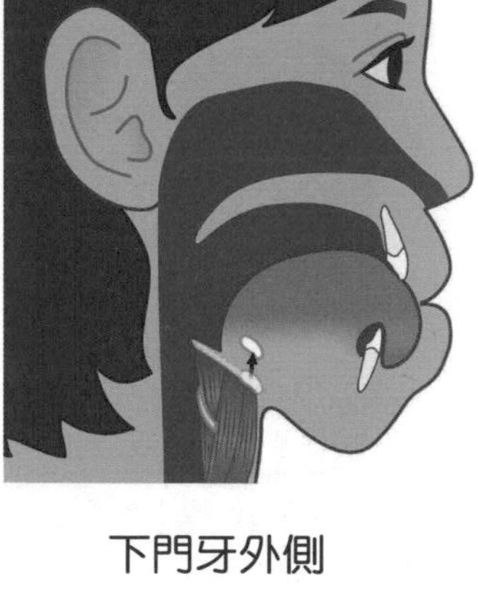

下門牙外側

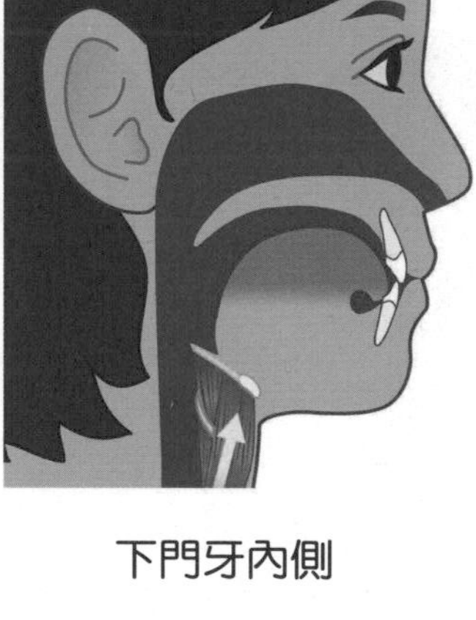

下門牙內側

舌頭在牙齒與臉頰肌肉之間上下輪流舔牙齒，也有助改善嘴唇肌肉張力與法令紋、木偶紋。

關鍵四：睡前消除咽喉部水腫

做唱歌前的發聲練習，或是練習咽喉部位的深層漱口（要注意安全，不要嗆到），都有助於咽喉部水腫的改善。

手靠著脖子輕輕觸摸，只要確實震動咽喉部肌肉即可，效果非常理想。

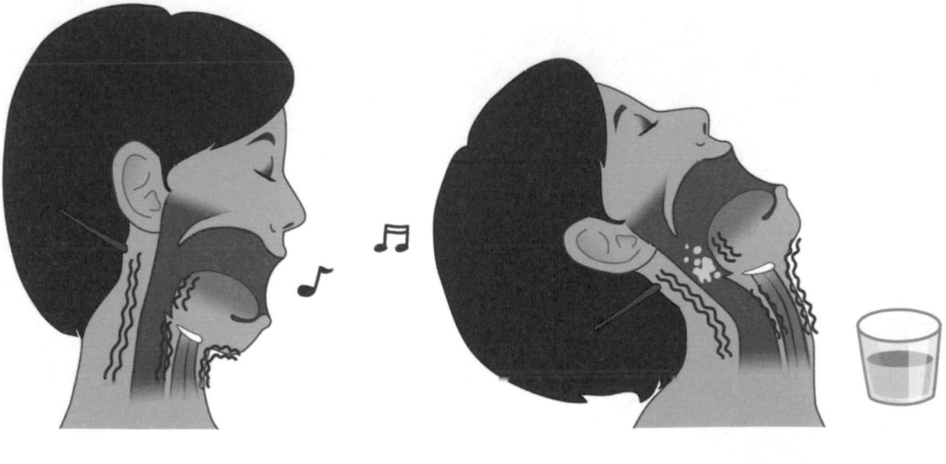

Chapter

04

用一根吸管改善體態

上顎骨的前後長度、左右寬度與上下高度，直接影響鼻道暢通與否，以及舌頭的活動空間是否足夠，進一步影響咽喉氣道的暢通程度。上下牙齒的排列又加深顎骨對鼻道、咽喉氣道暢通程度的影響。

這要從三個面向來看：一是牙齒與舌頭的互相影響；二是上下牙齒咬合、左右顳顎關節和頭部後下方第一頸椎的互相影響，最後是牙齒咬合、顎骨型態導致頭部重心與身體體態改變的影響。

透過本章，大家將重新認識「結構醫學之王」——牙齒咬合，以及如何改變日常生活習慣，遠離口腔疾病，更減輕體態結構失衡對身體造成的傷害，達到保健、預防，甚至改善身體健康的目的。

體態結構正常，不容易生病

肌肉連接著骨骼系統，一方面靠骨架支撐來維持全身肌肉的穩定，一方面卻透過肌肉的收縮與舒張來改變骨架結構，好比支架（骨架）掛著網（肌肉），網（肌肉）拉著支架（骨架），互相支持、協助，再透過神經系統傳遞訊息，巧妙維持全身平衡。

當人走路、跑步與運動，甚至只是站著或坐著，都需要骨骼與肌肉系統隨時偵測身體的平衡狀態，做適當微調，避免身體失去平衡而跌倒摔跤。身體各部位監測平衡狀況的神經系統，主要依靠位於關節、頭顱骨骨縫、牙根旁的牙周膜內，稱為「本體感覺接收器」的神經接受器來接受訊號。訊號經過腦部即時彙整與判讀後，再自動將反應訊號送到肌肉組織，做出維持身體平衡的動作。

身體總是互相補償失去的平衡，例如旅美王牌投手王建民，因為腳的舊傷，身體不自覺減少腿部力量，卻導致投球的手臂出力過大，造成肩膀更大傷害。類似傷害在每一個人身上都可能出現，只是嚴重程度不同，或者不是外傷，而是五臟六腑的疾病。

理想的身體結構

從一個人正前方看，牙齒左右與咬合重心、左右肩膀、左右骨盆的三條線，應該處於互相平行狀態。再仔細一點看，左右眼睛、耳孔與犬齒的連線也應該互相平行。從正前方看，咬合、肩膀、骨盆與眼、耳、齒都互相平行時，身體就會出現理想的左右對稱，如141頁圖。

本體感覺接受器

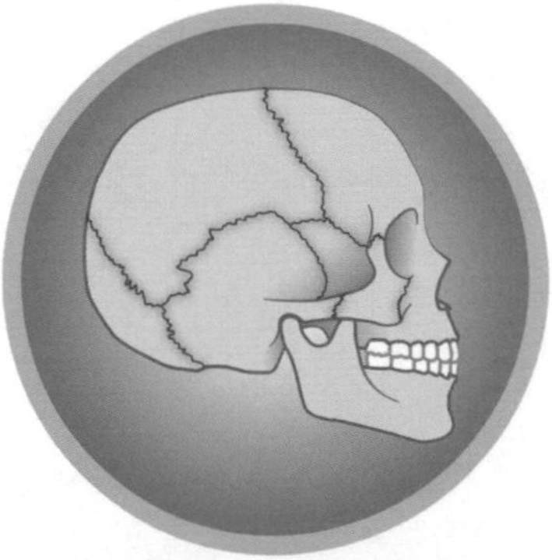

顱骨骨縫

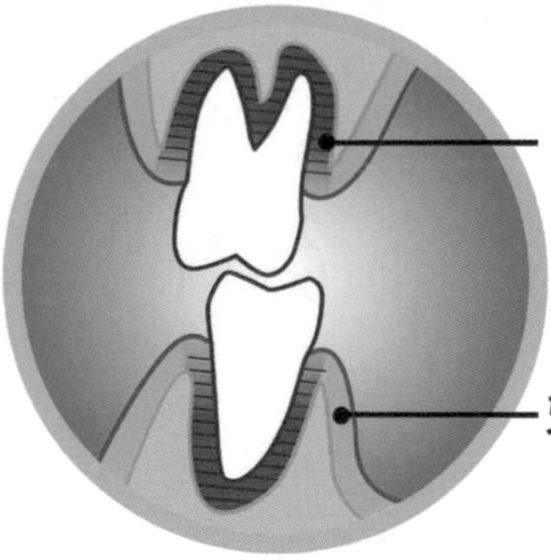

牙周膜

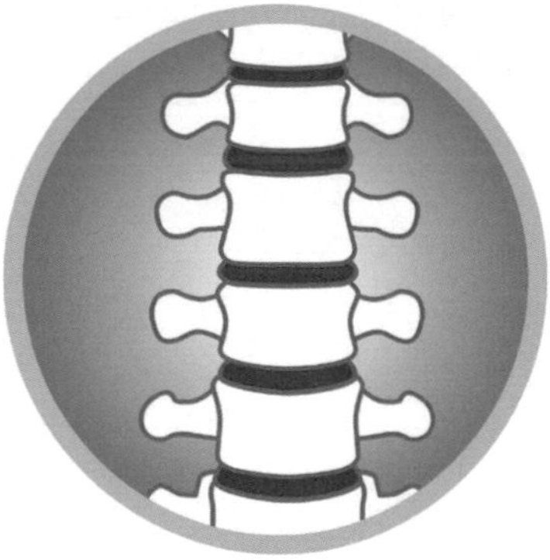

脊椎

理想的身體結構

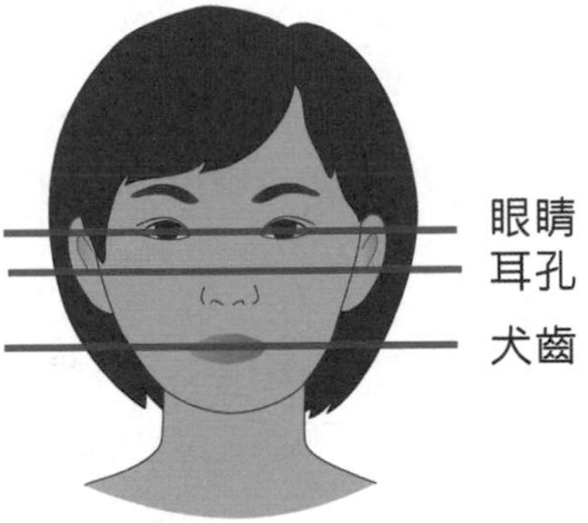

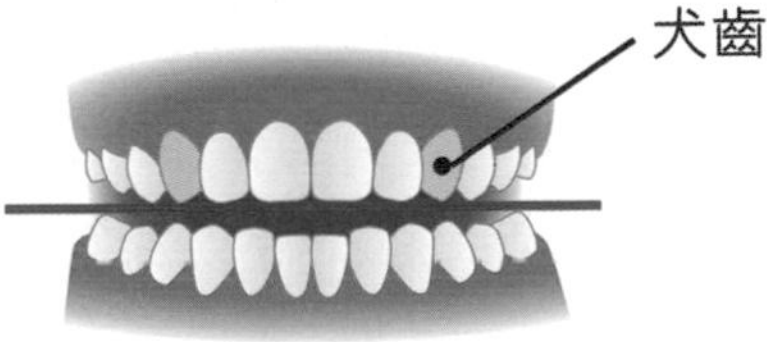

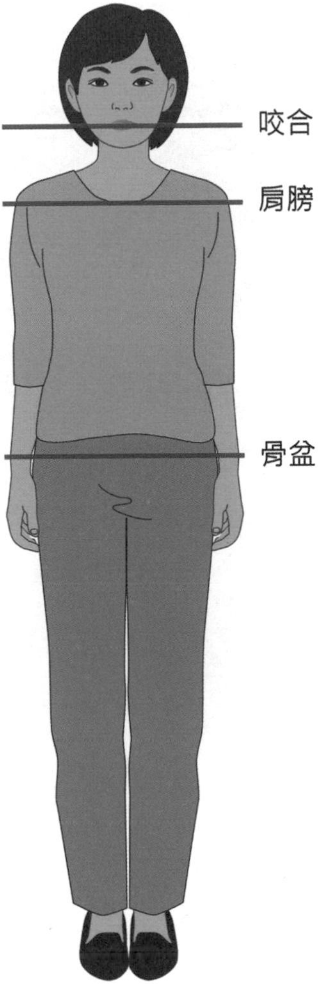

身體左右肌肉張力對稱，代表血液供應與神經傳導順暢，器官內組織細胞生理功能不容易出現異常，即使有疾病，也較有能力自我快速改善，身體對稱可以使生理功能保有全面且快速反應的能力。

從正側方看，理想的平衡體態，應該是耳孔、肩膀、骨盆與腳踝盡量成一直線，這時占身體重達五～六公斤的頭顱，可以穩穩依靠只有兩、三根手指頭寬度的頸椎，而身體也可以穩穩倚靠由雙腳承載的骨盆。

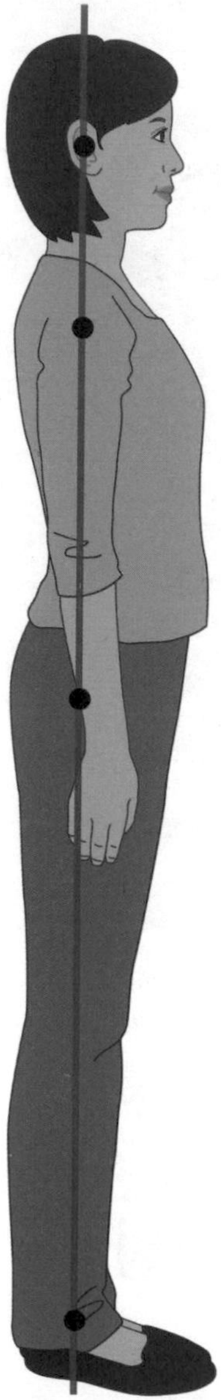

脊椎維持理想的彎曲度，使脊神經功能健全，從脊椎延伸出控管臟器的神經系統也能保持理想的功能，隨時因應器官產生的變化，減少疾病產生的機會，降低疾病造成的傷害。

人因為生長發育、站姿坐姿、走路型態、睡覺姿勢、意外傷害與不良習慣（例如習慣單手撐著頭而使咬合歪斜、習慣翹腳讓骨盆歪斜、習慣嘴巴呼吸讓下巴不自覺往前伸出），身體逐漸產生歪斜，為了保持平衡，避免重心不穩造成跌倒等意外，會嘗試補償歪斜的結構。

體態結構與疾病

人體態歪斜，可能從頭部開始，也可能從足部開始，甚至因為發生意外，增加額外體態平衡的補償。身體為了一直彌補各部位重心的偏移，像打結一樣作繭自縛，最後當然會生病。

首先，頭可能因為右邊缺牙，習慣用左邊咀嚼，咬合就偏向左側歪斜，左肩抬高，左骨盆降低，如144頁圖A。

如果這時習慣蹺腳，讓骨盆的歪斜反過來（變成骨盆左側高），看起來肩膀與骨盆平行了，可是脊椎的彎折卻增加，如145頁圖D。

在原本肩膀與骨盆不平行的狀況下，脊椎只要一次平順的彎曲就可以平衡體態，現在卻因為蹺腳，導致肩膀到骨盆間的脊椎需要彎兩次彎。脊椎彎折過度的區域，造成脊髓與周圍神經系統過度壓迫，周圍神經系統支配臟器的功能因此變差，也就是五臟六腑產生疾病的起點，如146頁圖E。

再看最近常見的低頭族，一個人習慣低頭，為了避免身體跌倒，小腹也會習慣凸出，以平衡體態，如146頁圖F。如果坐姿又不良，骨盆習慣後傾，腰椎就出現「由頭向下的平衡」與「從骨盆向上」，不同平衡的衝突，不僅開始腰痠背痛，甚至胸椎神經系統所支配的臟器將很容易出現異常。

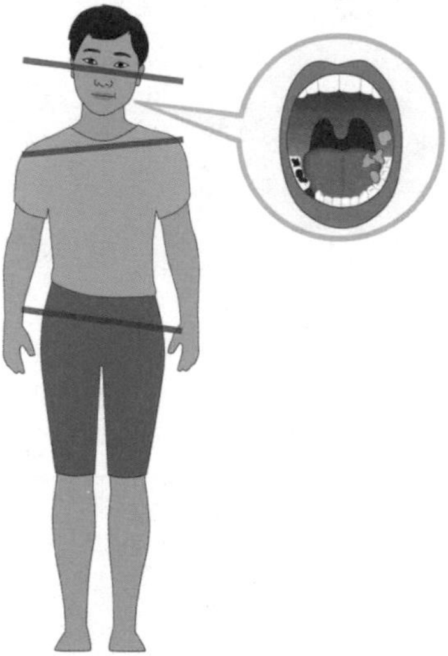

單邊咀嚼與身體歪斜

圖A

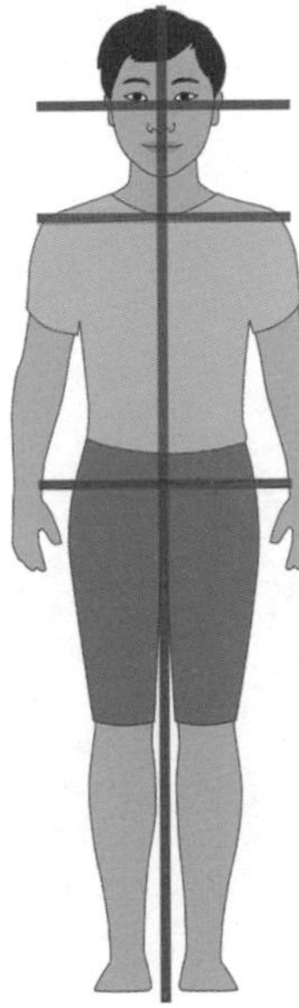

正 常

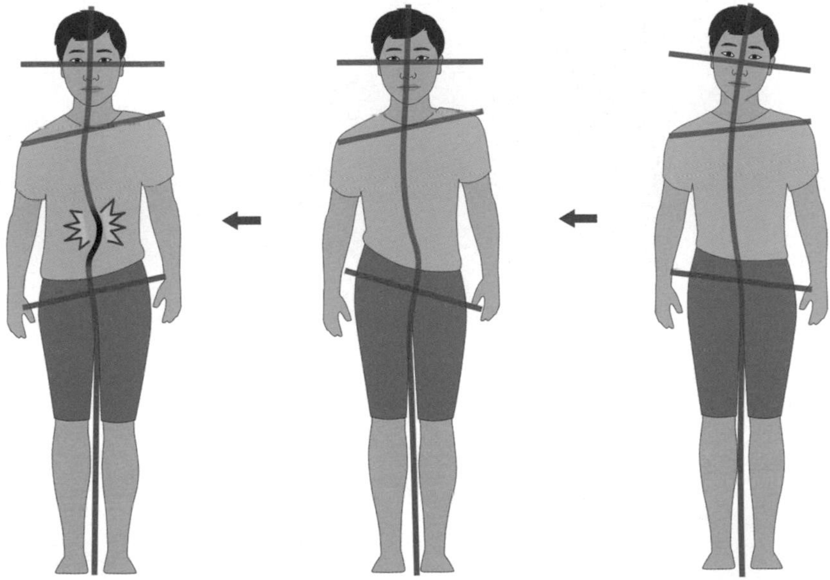

習慣蹺腳，骨盆歪斜反過來

圖D

眼睛、大腦調整為水平

圖C

歪 斜

圖B

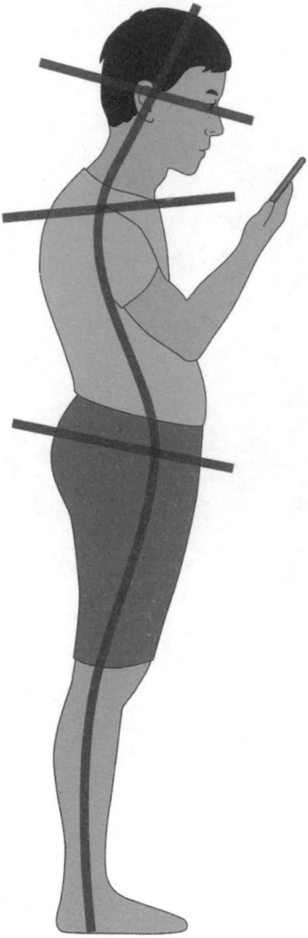

圖 F

低頭族
小腹凸出、骨盆前傾

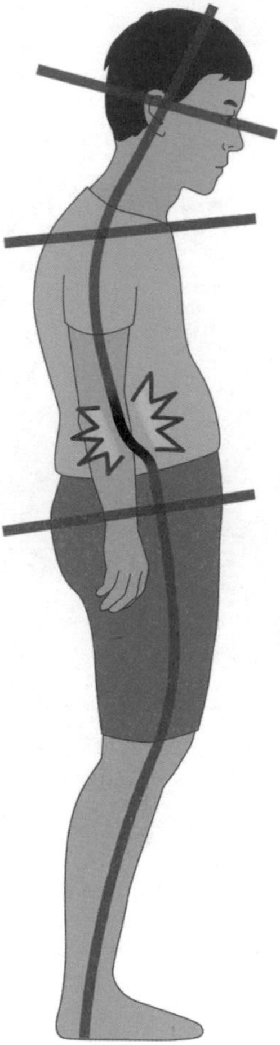

圖 E

低頭族＋蹺腳
骨盆變後傾
牴觸原本的平衡

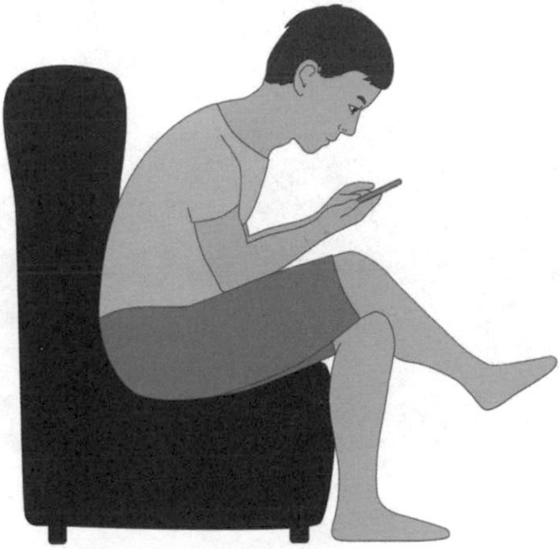

蹺腳、駝背、身體前傾

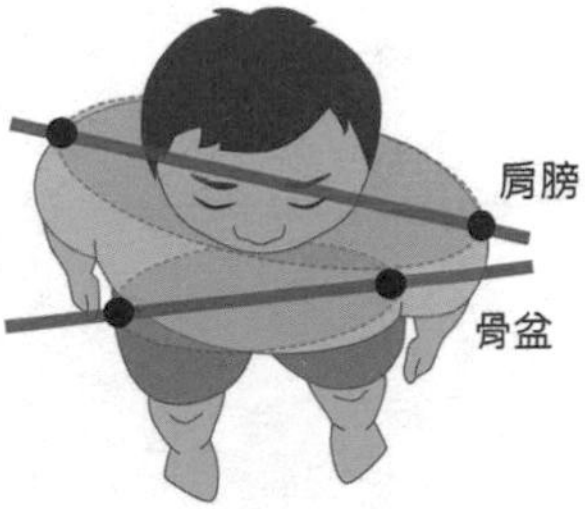

圖G
旋轉性歪斜

當脊椎已經側彎，又喜歡當低頭族，或不自覺彎腰駝背、蹺腳，身體正面與側面同時發生錯誤的體態平衡，頭部、肩膀與骨盆就會產生旋轉性歪斜（如圖G），其他身體部位被迫旋轉性歪斜來恢復平衡。脊椎不正常彎折的機會就會大增，產生的症狀會更多、更全面，尋找病因也更加困難。

身體歪斜造成肌肉張力改變，輕則沒有感覺，也許只是單純脊椎歪斜；嚴重時，脊椎開始僵硬，不僅疼痛，還會伴隨肌肉纖維化、微撕裂傷害，甚至骨刺等永久性傷害，歪斜的身體姿勢因此更難獲得改善。不過，最嚴重的不是肌肉痠痛問題，而是脊椎受到壓迫，使臟器受到嚴重傷害。

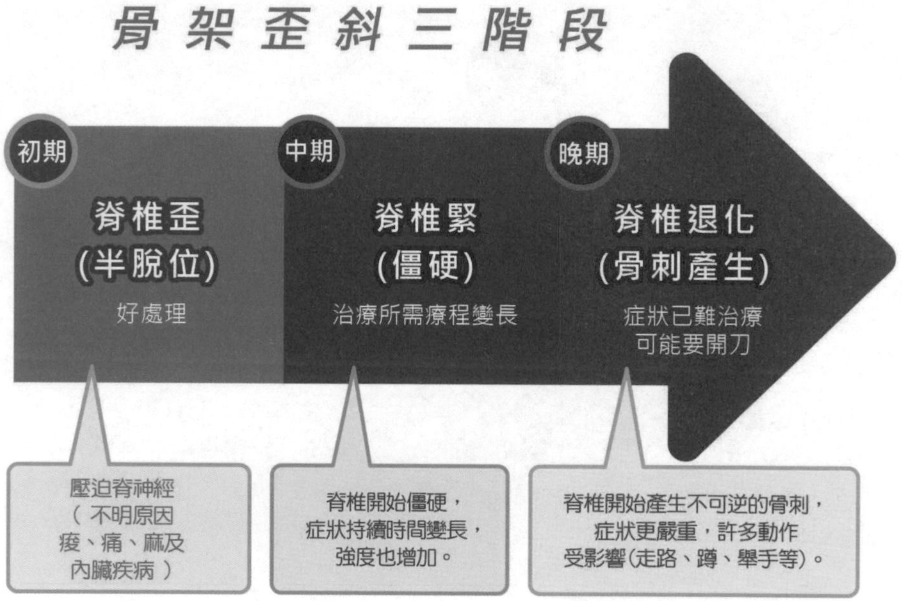
骨架歪斜三階段
初期
脊椎歪
(半脫位)
好處理
中期
脊椎緊
(僵硬)
治療所需療程變長
晚期
脊椎退化
(骨刺產生)
症狀已難治療
可能要開刀
壓迫脊神經
(不明原因
痠、痛、麻及
內臟疾病)
脊椎開始僵硬，
症狀持續時間變長，
強度也增加。
脊椎開始產生不可逆的骨刺，
症狀更嚴重，許多動作
受影響(走路、蹲、舉手等)。

當體態結構歪斜、不對稱，呼吸的能力也會變差，各位想想，彎腰駝背的人怎麼有辦法順利呼吸呢？一旦缺氧，脊椎彎折嚴重區域所支配的臟器就會開始出現疾病症狀。藥物救急雖可以立竿見影，但是傷害已經造成了，要從病態逐步回復健康，還是要先改善上呼吸道，建立正確呼吸習慣。

脊椎側彎的嚴重性

探究脊椎側彎的最早原因，大部分源自小時候趴睡，與蛀牙或是缺牙造成的單邊咀嚼。一旦單邊咀嚼，頭的重心就會偏移到一側，身體的各個部位開始互相補償偏移的重心，如此造成牙齒咬合更歪斜，甚至出現長短腳。如果又有蹺腳、彎腰駝背、意外撞傷等問題，骨盆也開始歪斜，可能就出現咬合與肩膀平行，或是肩膀與骨盆平行的兩種體態（如圖H），導致脊椎壓迫、周圍神經系統功能不彰的問題。以下再整理五點脊椎側彎對身體健康的影響：

一、大腦受到壓迫

一旦牙齒咬合與顎骨發育出現異常，第一個影響的就是頭部位置，

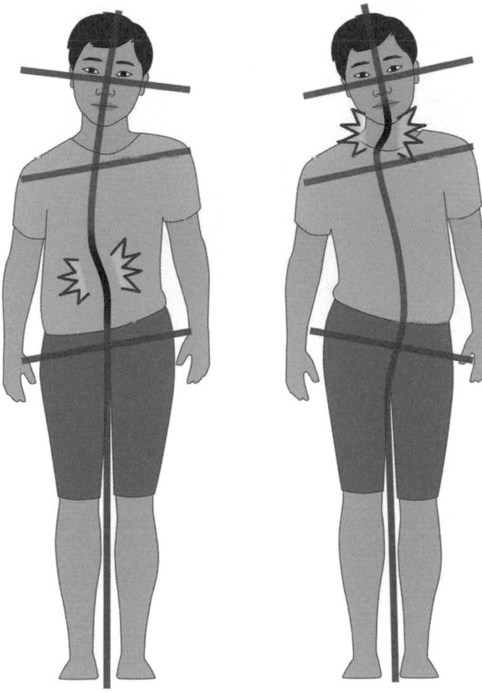

圖H

不管是向前或是向左右傾倒，馬上需要各部位姿勢互相補償來恢復全身平衡。生命中樞——大腦位在頭部，頭部歪斜會直接造成頭顱骨歪斜（眼睛、耳朵與牙齒咬合歪斜），頭部各骨頭也會產生對重心移位的補償。

一般人頂多注意到大小眼，或是左右皺紋不對稱，卻沒想到咬合歪斜會影響頭頸部的血液循環與神經傳導。受傷最嚴重的是牙齒，因為牙齒咬合會開始改變，並容易出現牙齒相撞的咬合傷害。

二、大腦缺氧

頭頸部歪斜會壓迫頸部動脈，使輸送到頭部的血液流量減少，頭部器官容易缺氧，除了老花、鼻子過敏、重聽外，牙齒也容易有牙周疾病，最麻煩的是偏頭痛，或是老年失智。大腦一旦受到傷害，常常是不可回復的，身體機能勢必慢慢退化，很多頭頸部的症狀會同時出現。

我們都知道，夏天的高溫導致食物容易酸化腐壞，而腸胃道的溫度高達三十七度，食物在裡面其實很容易腐壞。一旦腸胃道裡有食物，身體會調控全身的氧氣到腸胃道，以進行消化、吸收，因為全身的氧氣都被送到腸胃道，所以吃飽時會暈沉、想睡覺。身體不好的人本來就有缺氧的現象，吃完飯更容易暈沉。如果邊吃飯邊用大腦、邊做事，大腦和身體都要搶氧氣，氧氣無法送到腸胃道，就會消化不良。

腦部對於氧氣有優先使用權，剩下的才分給頭部其他組織細胞，當然就容易出現各種眼睛、牙周組織、臉部皮膚的症狀，除非供氧量足夠才有機會改善。腦是很敏感的，缺氧的人只要身體其他部位需要氧氣，就很容易頭暈。

頭部疾病很難醫治的原因

首先，腦神經細胞一旦死亡就沒辦法再生；其次，腦部是人體指揮中心，有顱骨、血腦屏障（過濾）、腦脊髓液（封閉性循環系統）三大屏障，層層的保護機制，使各種治療方案沒辦法進入腦部執行，因此，只要是腦部手術都會造成永久性傷害。

藥物一般進不了血腦屏障，現在有小分子用藥可以進入，但是進得去、出不來，反應後變成大分子，留在封閉性腦脊髓液中產生汙染。

最後，當大腦一旦缺氧，所有生理功能都會被影響，缺氧更嚴重，產生惡性循環，腦部更加缺氧。

所有腦部治療需要注意以下兩件事情：

1. 要有足夠氧氣進到腦神經系統，讓神經纖維可以持續不斷地延伸。
2. 增加腦部凹槽皺褶，讓神經傳導的距離縮短。中國人常說頭暈腦脹，頭一暈腦就脹，膨脹讓神經傳導的距離變遠，效率就變差。

三、腦部循環系統停滯，營養與代謝能力變差

腦脊髓液是封閉的循環系統，位在腦部與身體脊髓的前後位置，在理想的體態下，腦脊髓液的循環良好，大腦代謝的產物容易透過腦脊髓液循環，順利移除。如果身體姿勢歪斜（特別是彎腰駝背），腦脊髓液的流動容易受到阻礙，如果加上氧氣不足、過度耗用大腦，腦部缺氧，心臟負荷加重，血壓增高，為了加速腦脊髓液流動，位於腰部兩側的腎臟——腦脊髓液循環系統的加壓馬達——被迫加快工作而加重負擔，耗氧更多，而且使腰部容易痠痛，腎功能加快敗壞。

腦脊髓液加壓的好方法——提肛

腦脊髓液位在背部脊柱的前後側，在尾椎下方呈現一百八十度的轉彎，不利腦脊髓液通過，可以利用提肛的動作（屁股夾緊，然後用臀部的力量將肛門往上提）創造出加壓功能，每天做數十下～數百下，有助大腦功能的提升。

四、頸椎受到的壓迫增加

頭頸部歪斜直接壓迫頸椎，以低頭族來說，頭部往前傾三十度看手機或是平板電腦，頸椎受到的壓力就會達到二十公斤。一旦熬夜、失眠、過勞，肌肉就不足以支撐頭部前傾的過大力量，變成頸椎必須承擔。

從遠絡醫學（以經絡為依據的治療方法，柯尚志醫師發明）來說，頸椎被視為「生命十字路口」，頸椎受到壓迫之後，會開始阻塞，影響脊髓神經功能、腦脊髓液等。

如前所述，神經功能受到影響，所支配的臟器也會出現異常，從經絡的角度來說，所有經絡都是從四肢與身體往頭部走，需要經過第一頸椎，如果第一頸椎受到壓迫，身體所有經絡都會阻塞，器官功能一定會受到影響。

當頸椎受到壓迫，往上會依序影響延腦、小腦、橋腦到大腦，於是出現淺眠、失眠、免疫力低下、注意力不集中、手腳冰冷、內分泌失調，甚至腫瘤與中風症狀，還會有顳顎關節症狀（如無法張大口、耳前痛）、三叉神經痛（風吹頭就痛、不明原因牙痛）的問題。往下則會從頸椎、胸椎、腰椎到尾椎，依序出現疼痛症狀，然後再往前影響臟器。

在遠絡醫學的醫理中，每一個病症都有其意義，臟器產生疾病之前，應該就有免疫力低下的問題，因為經絡的流動性是依序影響的結果。

頸椎是控管自律神經的咽喉，一旦受到壓迫，自律神經的管控受到抑制，就會出現常見的自律神經失調症狀，除了156頁表列的常見症狀，事實上，五臟六腑無一不由自律神經系統控管。

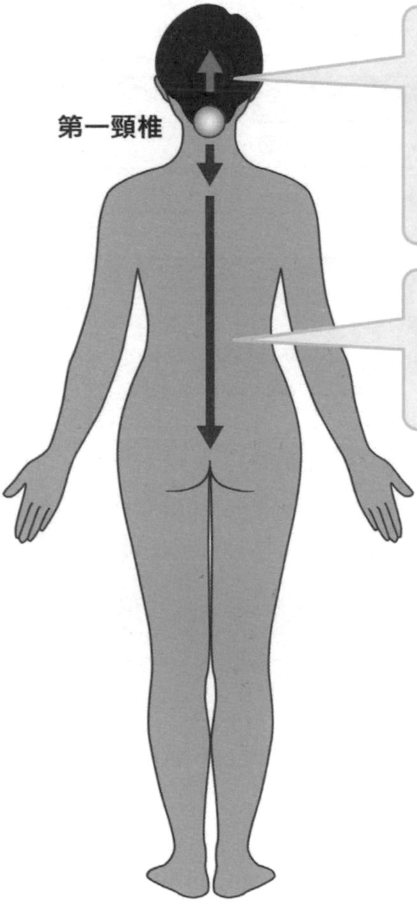

往上依序影響延腦、小腦、橋腦到大腦，出現**淺眠**、**失眠**、**免疫力低下**、**注意力不集中**、**手腳冰冷**、**內分泌失調**，甚至**腫瘤**與**中風**症狀，同時臉部會出現**顳顎關節症狀**、**三叉神經痛**的問題。

往下會從頸椎、胸椎、腰椎到尾椎，依序出現**腰痛**、**背痛**的症狀，然後再往前**影響到臟器**。

自律神經失調的常見症狀

頭	頭部暈眩、（偏）頭痛、容易感到燥熱
眼	容易乾澀疲勞
耳	耳鳴
口	口乾舌燥、味覺異常、咽喉有異物感
手、腳	容易發麻或痠痛、冰冷、四肢無力
皮膚	過敏發癢、異常出汗
肌肉、關節	容易痠痛
泌尿系統	頻尿或排尿困難、夜尿
循環系統	血壓異常
消化系統	食欲不佳、便祕、胃酸逆流
神經系統	腦神經衰弱、緊張、易怒、負面情緒多、失眠、淺眠、容易疲勞

五、肩頸痠痛、打鼾加重

頭部重量大約等於一顆五～六公斤的保齡球，頸椎大約是兩隻手指的寬度，沒有彎腰駝背的人就像是兩隻手指直立撐起一顆保齡球。一旦駝背，頭部往前，頸部肌肉必須額外承重二十～三十公斤，整個背部的肌肉都需要加大收縮力道來協助支撐頭部重量，就像手指彎曲，還要撐住一顆保齡一樣，所以肩頸開始痠痛，加上為了平衡低頭造成的影響，凸出小腹，也會讓腰部肌肉張力增加。

頭往前與腰往前的體態，造成腰痠背痛，下巴也會因為肌肉張力的拉扯

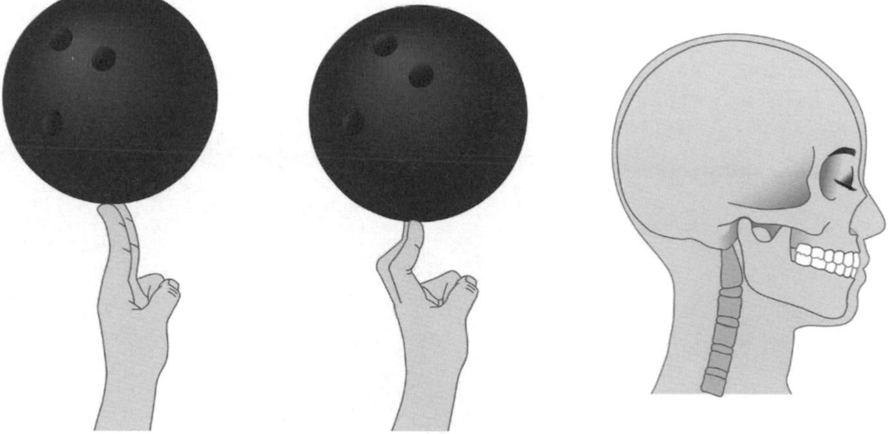

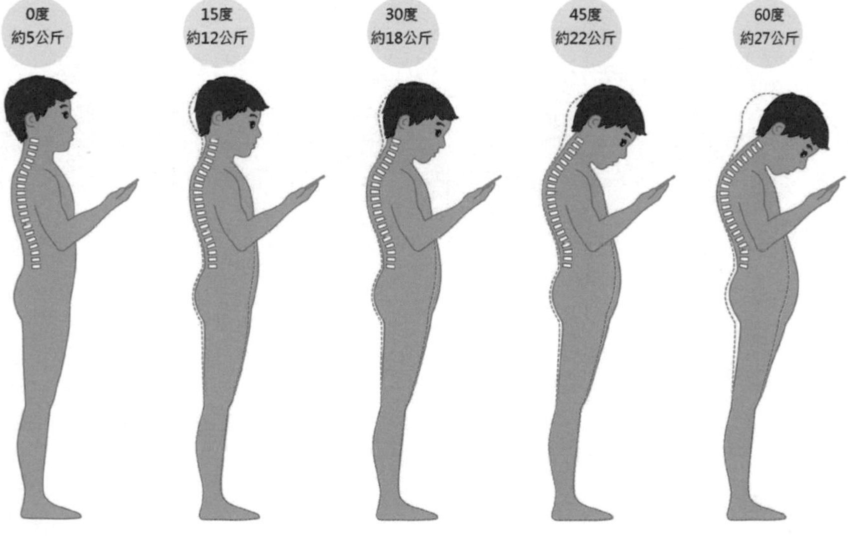
0度
約5公斤
15度
約12公斤
30度
約18公斤
45度
約22公斤
60度
約27公斤

而後縮，咽喉氣道變得狹窄，白天淺呼吸，晚上睡覺打鼾。身體缺氧後，肌肉張力更虛弱，背痛、腰痛的程度愈來愈嚴重。

用一根吸管改善腰痠背痛

「上梁不正」是「下梁歪」的關鍵，所以改變身體的體態要從頭開始，也就是從牙齒咬合做起。我們用一根吸管來看看牙齒咬合如何影響人的體態結構。

先準備一根三～五公分的小吸管，用牙齒輕輕咬著，嘴巴放輕鬆，身體也放輕鬆，眼睛很自然地平視前方，兩手自然擺動，慢慢走三十～五十步，感受一下肩膀是不是鬆了，背痛、腰痛是不是減輕了。

透過一根吸管，恢復頭部重心，身體不再彎腰駝背，背部與腰部的肌肉張力減輕，一定能舒緩疼痛。

牙齒咬合、顳顎關節與頭部後方的第一頸椎，加上頭頸部的肌肉，是一組巨大的關節組合，有了任何改變，其他部分都會巧妙移動。以到牙科補牙為例，一般補完牙，牙醫師會

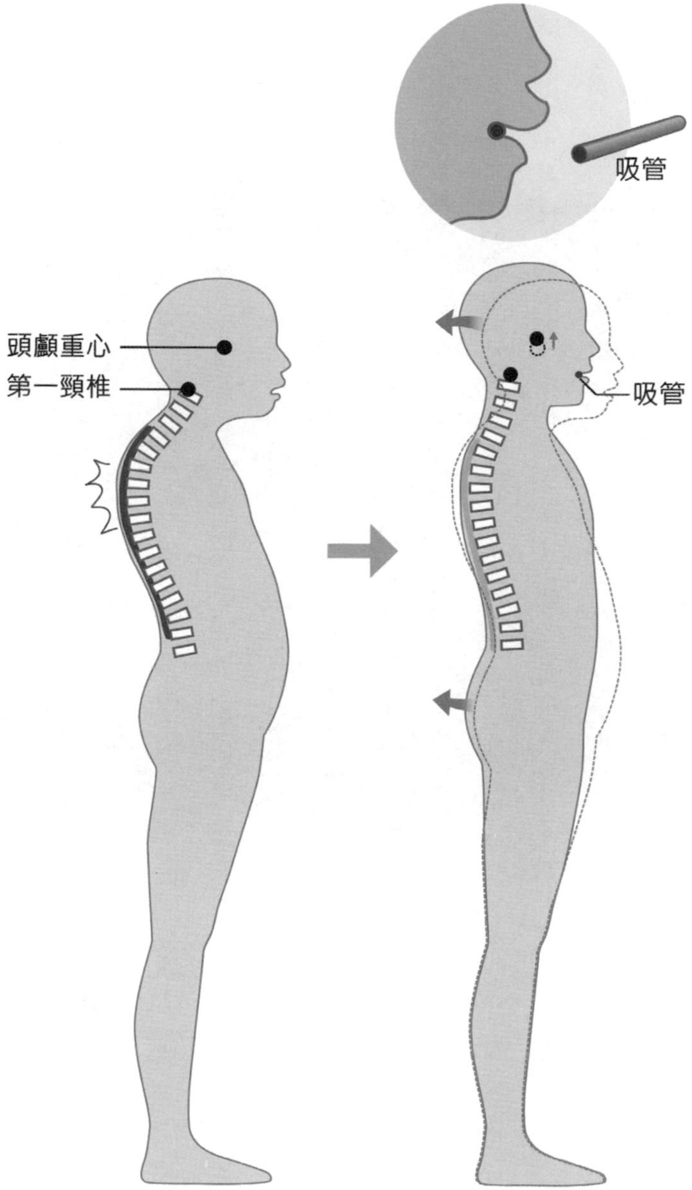
吸管
頭顱重心
第一頸椎
吸管

用咬合紙確定高度是否適當，往往在診療椅上確定沒問題，回到家裡吃飯時卻覺得不適。

因為躺在診療椅上，人的頭部會不自覺地上仰，方便牙醫師檢查，可是正常吃飯時卻不會仰著頭，頭部回到正常位置，咬合位置與仰著頭的時候就不一樣。反過來說，如果牙齒咬合出現問題，耳朵前方的顳顎關節與頸椎，很容易會出現各種不適的症狀。

我們再來做個實驗，先坐好，左右慢慢擺動頭部，記住自己左右擺動時，頭部最大的擺動位置，不要太用力，就只是瞭解到頭部可以運動的範圍，確定頭部左右最大的擺動位置後，請再把吸管輕輕咬起來，沒有錯，就只是輕輕咬著吸管，讓上下排牙齒分開大約二～三毫米，然後再將頭部左右慢慢擺動，觀察您的頭部最大擺動範圍，是不是發現可以擺動的範圍變大、頭部肩膀放鬆了？簡單將咬合墊高，頸椎就自由了。

咬合墊高，占頭顱骨三分之一重的下顎骨微量下移，讓頭部回到理想位置，肩頸肌肉不需過度用力拉住前傾的頭，所以肩頸肌肉放鬆，腰背肌肉也自然放鬆，即能改善上述部位的疼痛狀況。同時，當頸椎壓迫減少，自律神經也跟著活化。

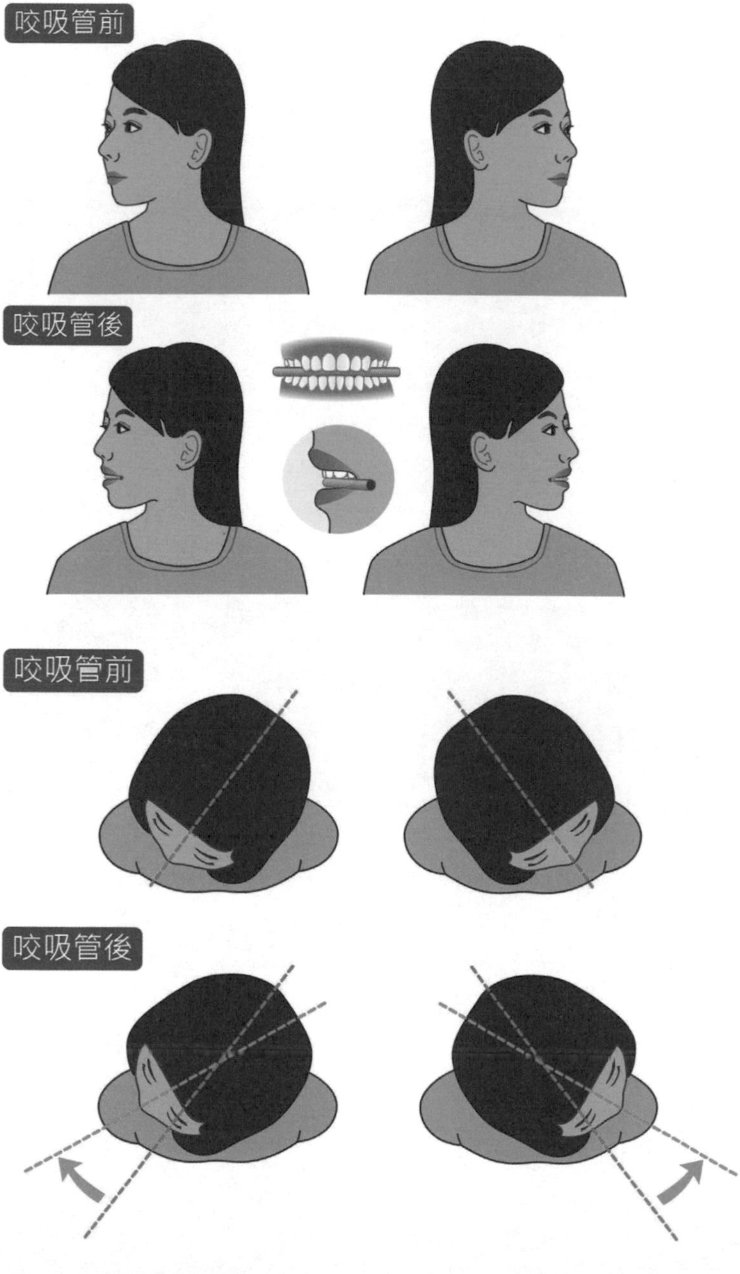
咬吸管前
咬吸管後
咬吸管前
咬吸管後

咬合板大有用處

我習慣給病人簡單的咬合板來穩定牙齒咬合，減輕睡眠時的磨耗。配戴咬合板之後，病人可以明顯感受到肩頸放鬆了，改善腰痠背痛的問題。如果搭配專業復健人員的整脊椎治療，更可以改善睡眠品質等自律神經失調的各種症狀。

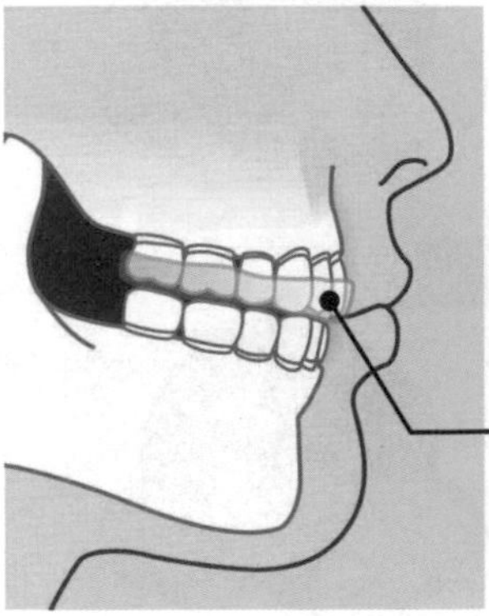

改善彎腰駝背的簡單方法

接下來，教大家改善彎腰駝背的方法，也是從呼吸開始，請站好將腰挺直，只要腰挺直，頭就會開始擺正，然後慢慢深深吸口氣，將氣吐掉，再深深吸口氣。這時候胸膛挺起來，

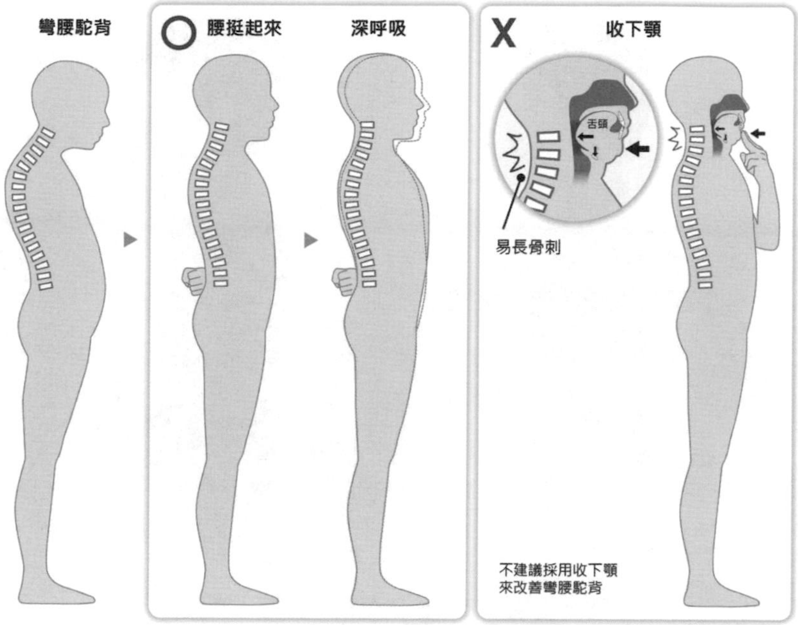

立刻改善彎腰駝背。腰挺直，深層呼吸，就是改善彎腰駝背最簡單的方法。（注意不要過度收下巴，過度收下巴會造成頸椎長骨刺，只要深層呼吸，頭部自然會擺正。）

腰挺直，肚臍正後方腰部的穴位「命門」會鬆，見164頁圖示。王唯工教授在《氣的樂章》一書中提到，命門鬆，心臟的收縮力量會增加。我請病人腰挺直，確實看到測量出來的心跳次數慢慢減緩，表示心臟供給血液的能力增加。腰挺直會使「彎腰駝背，限制肋骨呼吸」的問題獲得改善，呼吸會變得順暢。

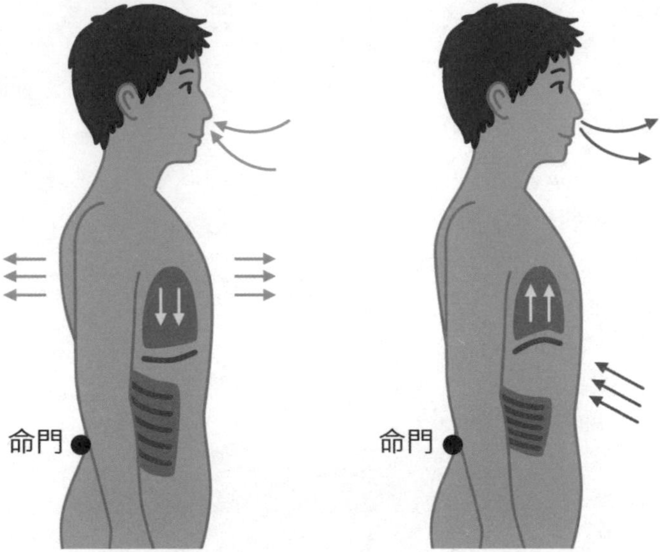

隨時正確呼吸，動作要輕、要深、要慢

最關鍵的是，腰挺直後，上半身與頭部會自然擺正，頸椎的壓迫減少，自律神經才有機會恢復正常，有助於改善身體各部位生理機能。

啟動身體平衡的鎖鑰：腰挺直、微笑、深層呼吸！

拍張全身照片，然後慢慢靜下心，先將腰挺直，同時面帶微笑，然後慢慢用鼻子深層呼吸，或是用前文提到的「鼻吸嘴吹」（含著吸管吹氣）呼吸練習，使氧氣加快進入身體，快速提升副交感神經功能。

再次提醒大家，吸氣時，胸挺、背

脹；吐氣時，腹縮、胸放鬆。吸氣要在五秒鐘內，慢慢將空氣吸飽；吐氣時也要在五秒鐘內，盡量將空氣從吸管吐乾淨。

慢慢練習五～十分鐘，然後看鏡子，或是再拍張照片，看看自己出現了什麼改變。左右眼睛、耳孔、咬合、肩膀與骨盆的連線，是不是變平行了？在沒有整脊椎或是推拿的情形下，脊椎側彎就可以獲得改善。

沒有錯，改善脊椎側彎就從「腰挺直、微笑、深層呼吸」做起。

大部分的人在短短不到十分鐘內就改善脊椎側彎，這不是我施了什麼催眠或魔法，只是用簡單動作幫大家啟動了身體平衡的鎖鑰，也就是打開了促進本體感覺的開關，而關鍵就是「微笑」！

微笑好處多

人在微笑時，臉部大小顴肌與其他細部肌肉都會協助將鼻翼拉開，所以鼻道會變得比較暢通。其次，微笑時，舌頭會自然擺放在發出「嘻嘻」聲音的位置，這就是練氣功時，舌頂上顎之處。舌頭可以自然地溫暖鼻腔，促進鼻功能，將舌頭往前上方移動，打開咽喉氣道，也促進了鼻道與咽喉氣道的暢通。上呼吸道暢通了，身體自然有氧，能把深層呼吸的成果發揮到極致。

微笑還有一個最神奇的功效——啟動身體的本體感覺接受器。身體為了維持平衡，需要本體感覺接受器隨時偵測各個部位重心的改變，前文提到本體感覺接受器分布最多的地方，就是牙齒牙根周圍的牙周膜（牙周韌帶），當人微笑時，上下牙齒自然分開，沒有咬合力量影響，牙周膜內的本體感覺接受器因此活化，這時全身的本體感覺接受器也隨時可以啟動，讓全身體態更佳平衡。

聳肩、甩手、抬腳、走路

開始深層呼吸，獲得充足氧氣後，頸椎就舒緩

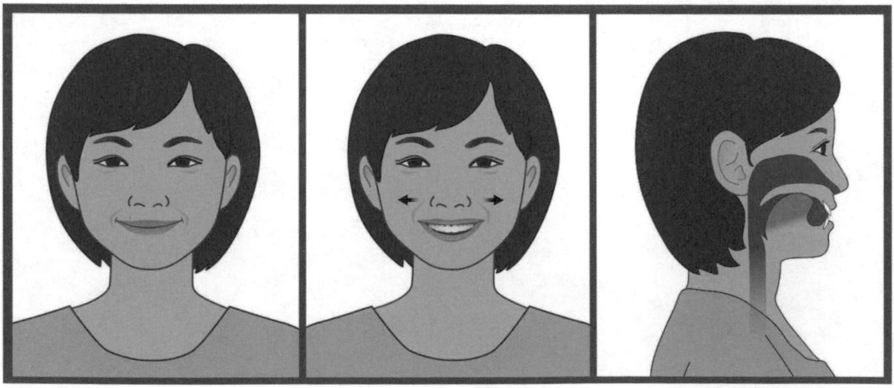

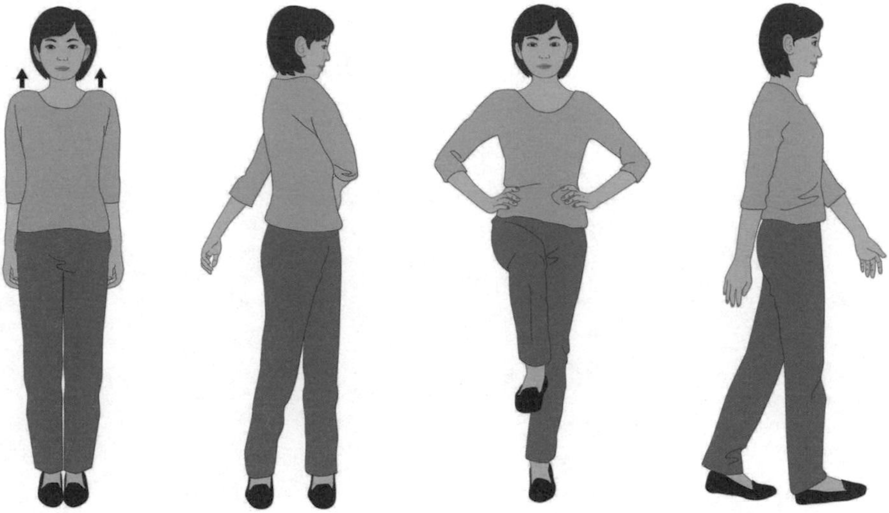

了，也讓自律神經的平衡作用啟動。接下來，試著做幾個簡單動作，「聳肩、甩手、抬腳、走路」，舒緩主要肌肉。每個動作做五秒鐘，各三十下，不要忘記，保持用鼻子深層呼吸，才能舒展核心肌群。

我建議牙周病病人一定要每天練習「腰挺直、微笑、深層呼吸」，也一定要到戶外晒太陽、快步走。快步走，就是動態的「腰挺直、微笑、深層呼吸」與「聳肩、甩手、抬腳、走路」兩組動作的結合，不僅可以達到有氧與體態平衡，讓體溫增加、血液流速加快，也促進心肺功能、呼氣與吸氣的肌肉訓練，同時也是自然改善身體發炎的好方法。

當然，不要忘了，做各種運動前一定要喝足夠的開水。平時三餐定時、定量，還要大量咀嚼使上呼吸道擴張、腸胃道消化好及吸收好，維持身體結構平衡。

脊椎運動

根據骨科權威振興醫院骨科主任敖曼冠醫師分享多年實務經驗與研究，發現很多脊椎長骨刺的病患，開完刀沒幾年又復發，但一直開刀也不是辦法，應該預防骨刺再次發生。而脊椎是造血與神經系統的重要樞紐，人的健康、免疫力都和脊椎息息相關，因此敖主任發展了一套脊椎運動，建議每天至少做五次循環，對健康很有幫助。

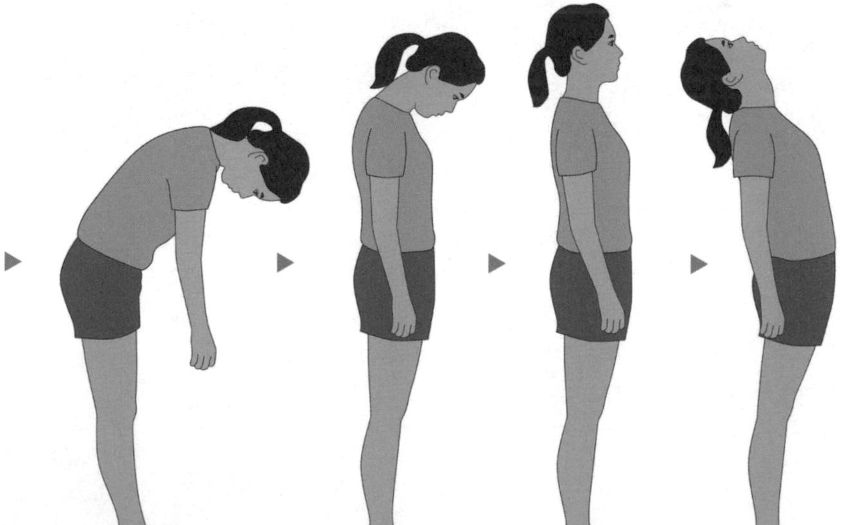

實施要點：

1. 腳尖對齊一直線，雙腳與肩同寬。
2. 全身放鬆，從頸椎第一節（脖子靠近頭部處）開始，慢慢一節一節往下彎，請正常呼吸，眼睛可看著肚臍維持中線，下彎達極限時，請維持十秒鐘。
3. 回正，從尾椎開始一節一節往上回正，回正後請繼續往後仰（請感覺整個脊椎往後，不是只有頭），直到後背肌有拉緊的感覺時，一樣維持十秒，十秒後再慢慢回正，如此算一回。

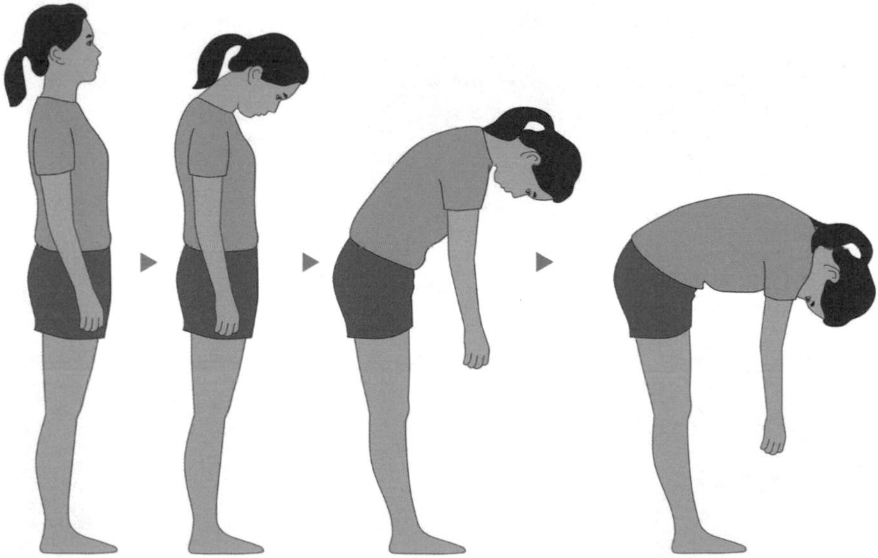

Chapter 05

不要老掉牙，牙周疾病的預防保健

顧好牙齒是避免體態失衡的關鍵，只是年紀大了一定會老掉牙，掉牙後可以盡量透過配戴或安裝假牙，重建牙齒咬合與支撐，避免老態龍鍾的體態。但是，為何人老了就一定會掉牙？該如何避免掉牙的危機？

牙周疾病讓人老掉牙

老掉牙最常見的原因是牙齒周圍的牙齦與齒槽骨頭出現發炎與破壞，導致牙齒動搖、脱落，這就是所謂的牙周疾病。牙周病會使牙齦紅腫發炎，最麻煩的是使牙齒動搖，咀嚼能力開始變差，腸胃也不好。

接著，上下牙齒的咬合變得不穩定，口腔的支撐力不足，舌頭活動空間不夠，發音與吞嚥功能出現異常，對牙齒造成額外的推力與咬力。掉牙後頭部重心開始往上，造成彎腰駝背、頸部壓力增加，將快速導致全口無牙。

牙周疾病與高血壓、糖尿病、腎臟病等，通常是身體出現其他較嚴重的症狀時，經過醫

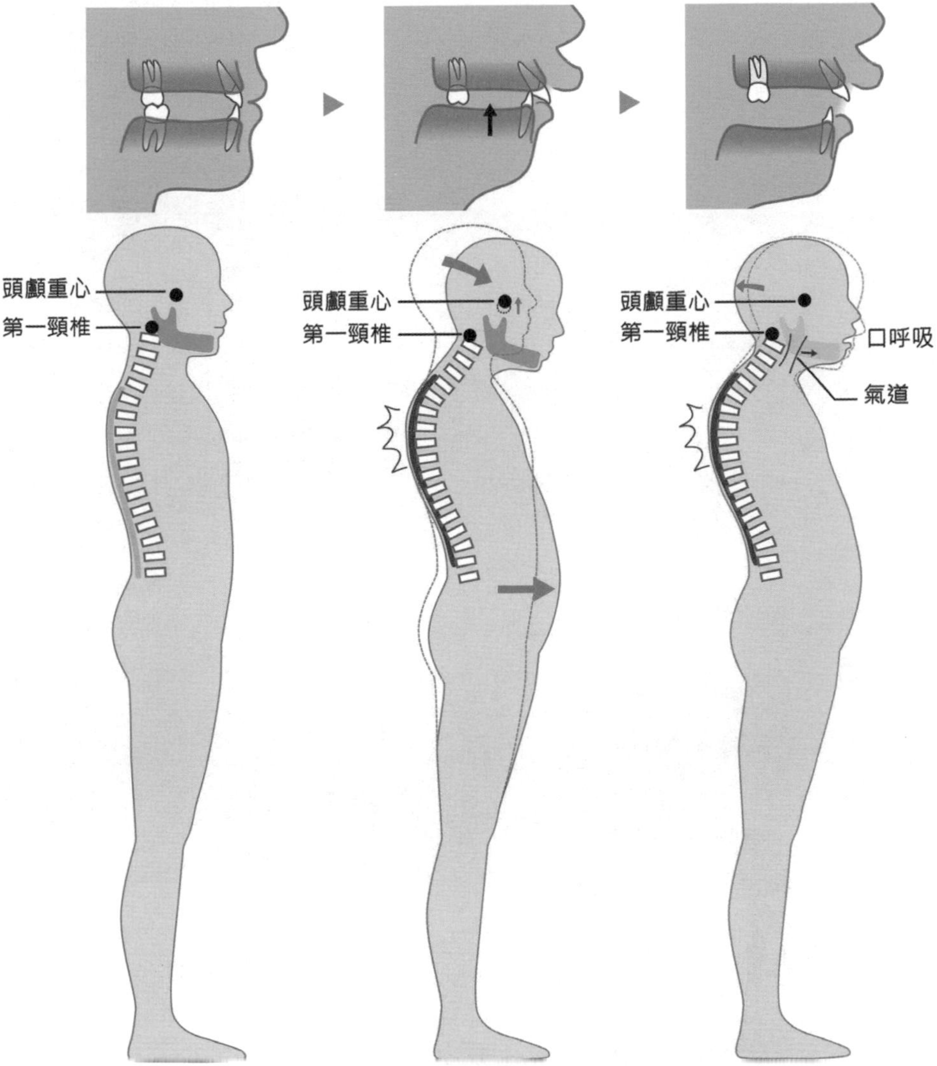

缺牙後頭顱重心往上
頭往前傾
氣道容易阻塞

為了讓氣道暢通
下巴自然前移
嘴巴打開

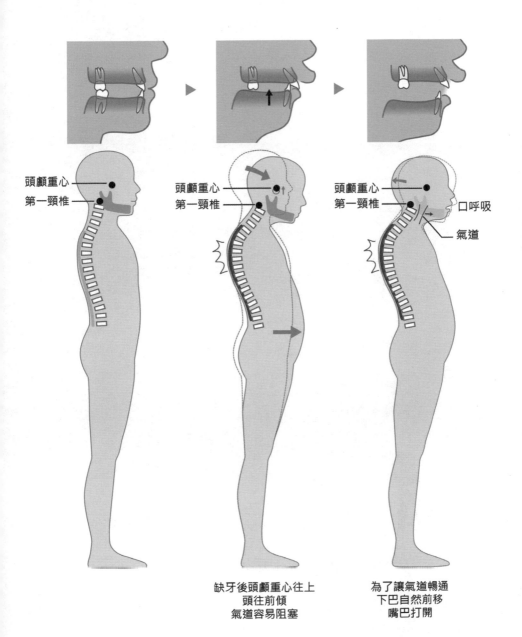

師檢查才發現的慢性病，常見於代謝症候群患者。原因不外乎不良飲食與生活習慣，造成身體慢性缺氧，細胞當然容易出現代謝異常。牙齒周圍的組織細胞也因為發炎造成的供氧困難與耗氧過量，加重滋生厭氧細菌，產生更多酸性物質與更嚴重的發炎反應，最後牙周骨頭持續被破壞，造成掉牙。

傳統牙周疾病的假說

清潔工作不理想，導致食物殘渣蓋住的牙齦溝，出現缺氧與高酸性環境，牙周疾病的厭氧細菌開始聚集並大量繁殖，細菌

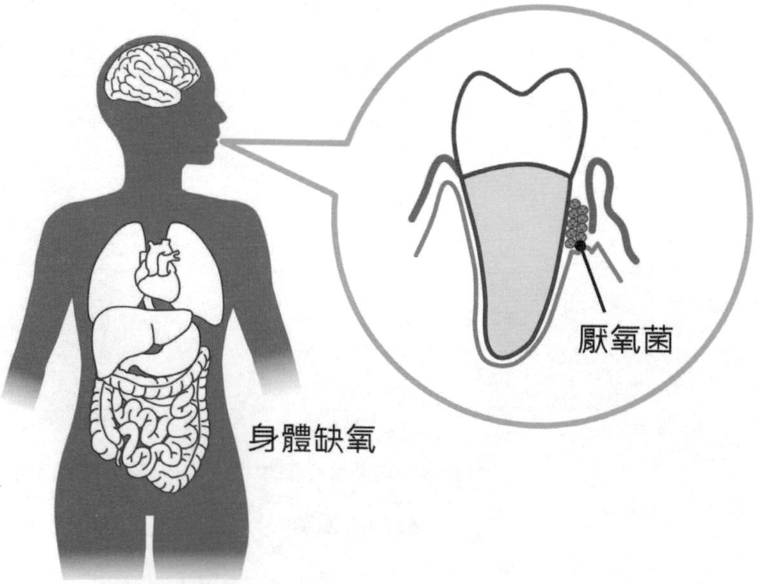

代謝症候群

指生理代謝層面的心血管危險因子聚集現象，主要包括高血壓、血脂異常，以及高尿酸與凝血因子不正常等。有代謝症候群的人罹患心血管、腦血管及腎臟疾病的機率，比沒有代謝症候群的人高。

以下五項危險因子，若包含三項或以上者，即可判定為代謝症候群。

有代謝症候群的危險因子	異常值	
一粗	腹部肥胖	男性腰圍（waist）≧ 90 公分 女性腰圍（waist）≧ 80 公分
二高	高血壓 （血壓開始升高）	收縮血壓（SBP）≧ 130 mmHg 舒張血壓（DBP）≧ 85 mmHg
	高血糖 （空腹血糖偏高）	空腹血糖值（FG）≧ 100 mg/dl
血脂異常	高密度酯蛋白膽固醇偏低	男性（HDL-C）< 40 mg/dl 女性（HDL-C）< 50 mg/dl
	三酸甘油酯偏高	三酸甘油酯（TG）≧ 150 mg/dl

的毒素破壞免疫系統的防禦，產生牙齦腫脹反應。

當牙周被破壞到一定程度，牙根缺乏足夠支撐，就導致牙齒鬆脫或需要拔除。目前牙周疾病的研究說明，牙周的破壞肇因於細菌，不過也僅是假說，畢竟細菌釋放出的毒素無法直接破壞牙周骨頭。

細菌在生態裡扮演著分解者的角色，將有機物轉化為無機物。為何細菌會誤以為牙周組織壞死，而開始進行分解者的工作？我們應該重新思考牙周疾病發生的緣由——身體健康出了什麼問題，使身體自顧不暇，才無法顧及牙周組織的健康。

最關鍵的是血氧量，也是老祖宗說的「氣」，牙周疾病只要做高壓氧治療就會立即改善。我研發了一些不同於傳統牙科診斷牙周疾病的儀器，臨床驗證看出在牙周疾病較嚴重的位置，血氧量與血流速都有較大異常，當然這還需要經過更多研究與論述，有待研究人員將研究轉向血氧量分析。

主流醫學的牙周疾病成因

一、牙菌斑

口腔衛生不理想，牙周細菌滋生就會造成牙周疾病，特別是造成牙周疾病的牙菌斑，有十多種毒性很強的厭氧細菌。

二、抽菸

尼古丁會抑制多核性白血球的功能，減少免疫系統對抗細菌的能力，也是導致牙周疾病發生的關鍵。抽菸本來就會造成肺部功能低下，與輕度一氧化碳中毒，導致身體缺氧，讓厭氧細菌容易滋生。

三、懷孕與青春期

婦女在懷孕期、青春期、更年期、六十五歲以上、月經來臨時，荷爾蒙變化會間接增加牙齦發炎、罹患牙周疾病的機會。女性是好發牙周疾病的族群，特別是有骨質疏鬆者，老掉牙的機會比一般人高。

四、壓力與過度勞累

耗氧過量，造成免疫力低下。

五、藥物

癲癇等特殊藥物容易使牙齦腫大發炎。

六、夜間磨牙

過度的咬合磨耗，造成牙齒動搖。

七、糖尿病

糖尿病使免疫系統功能低下，加速破壞牙周骨頭，延緩組織細胞再生、癒合。血糖控制不佳的病患，牙周病治療效果也較差。

研究指出，四十五歲以上、有抽菸習慣與糖尿病的患者，發生牙周疾病的機會比一般人高出二十倍。白血病、愛滋病、貧血等疾病都會增加發病機會，以愛滋病為例，就會造成牙齦紅腫與大量類似鵝口瘡的壞死。

以上所述，大部分牙醫師最在意的就是口腔衛生不理想，我以往看到病人的口腔衛生不理想，馬上會告誡病人；但隨著看診經驗，以及從全人角度審視牙科治療，我慢慢瞭解如果病人口腔內一直是高酸性環境，唾液分泌依舊不足，或是習慣張口呼吸，讓唾液容易揮發，再加上常見的胃食道逆流，即使認真刷牙也無濟於事。另外，第二章提到「靜電吸附效應」，唾液酸鹼值嚴重偏酸的病人，即使勤於刷牙，牙垢還是很容易沾附在牙齒表面。

牙醫師治療牙周疾病的常見方法

1. 清洗牙結石。
2. 使用手工或超音波刮刀：深入牙周囊袋，刮除牙齦下牙結石。
3. 牙科雷射：深入牙周囊袋以瞬間高溫的方式，移除病菌與肉芽組織。

我們再從系統性的角度來看四個影響到牙周疾病的可能原因，以及該如何預防，以免因為牙齒脫落造成咬合崩壞，影響咬合高度、舌頭活動空間。不然，當問題一一浮現，人一定會加速老化。

牙周疾病成因及預防

一、慢性缺氧

身體缺氧，使過多酸性物質像高壓電桶一樣，產生自由基傷害效應。細胞漏電，出現傷亡後，免疫系統啟動，局部短暫的戰爭如同星星之火，在牙齒周圍的牙齦燃燒，所以牙周組織容易紅腫發炎。

接著產生相對高溫高壓的問題，微血管內血液的氧氣因而難以進入發炎的牙周組織，就難以改善疾病症狀。

細胞缺氧久了會造成電位異常，氧氣更難被細胞膜內的粒線體內運用，加上「靜電吸附效應」使牙垢堆積，牙周組織沒辦法獲得足夠氧氣，產生足夠能量恢復細胞正常生理功能，只能被動老化，或是被致病細菌影響而死亡。

相較於身體其他器官，牙周組織是唯一周圍充滿空氣的組織。其他器官組織沒有鄰近的空氣可以接觸，只有牙周組織得天獨厚，具有防範牙周疾病厭氧細菌的環境。我總是對病人說：如果連滿布豐富微血管輸送氧氣、有空氣支援的牙周組織，都出現缺氧環境，五臟六腑缺氧不是更嚴重嗎？

在長年的看診經驗中發現，牙周疾病的病人往往有其他慢性疾病，我在第一本著作《牙齒有毛病，身體一定出問題》提過一位慈濟師姐有嚴重牙周病，後來不到半年就因為發現乳癌而離世。這代表牙周疾病絕不單是牙齒疾病，而明顯是身體疾病。

這些年來，研究牙周病的致病原因，從數十年前專注於牙菌斑，到目前專注於所謂代謝症候群，在本書中，我特別強調「氧氣供需」才是解決牙周病與其他病變的關鍵，希望大家瞭解，想改善疾病要先從「氧氣供需」的角度思考。

牙周疾病有一個特殊之處，它是唯一可以讓病菌直接侵入血液的系統，甚至有科學證據顯示，牙周疾病可能造成心血管疾病、吸入性肺炎、中風與老年失智等大腦疾病，或使孕婦早產。這是因為牙周疾病使牙周組織長年處於發炎症狀，被迫隨時啟動的免疫系統，持

牙周疾病加重影響身體其他疾病

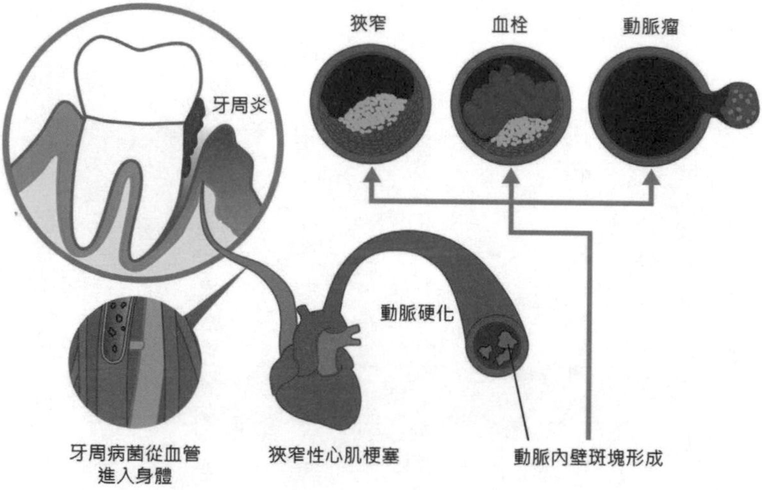

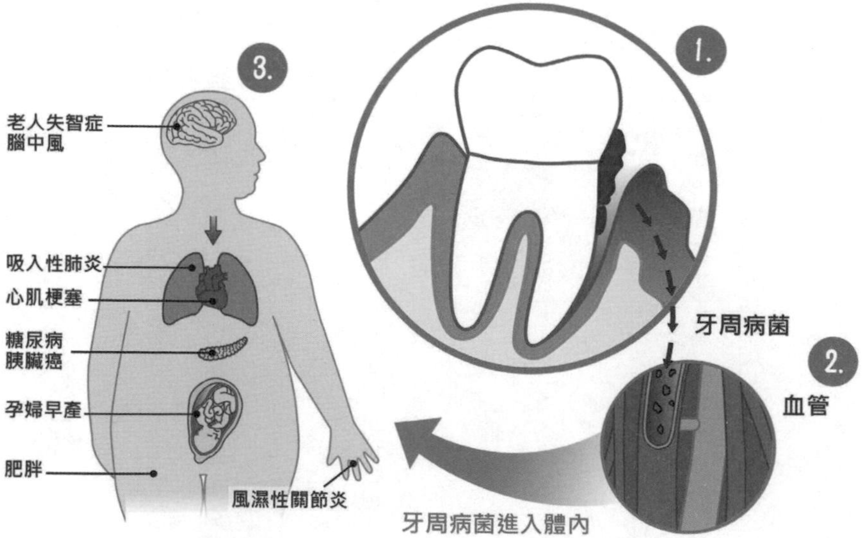

續不斷地放出發炎的相關激素，加上自體免疫反應不斷被啟動、不斷影響特定器官，使這些器官被迫啟動防禦機制，才會讓各個器官產生不同症狀。

當發炎訊息不斷被釋放，受影響的器官很容易出現相對高溫高壓的問題，氧氣供應自然

頭部血液供應與牙周疾病的關係

牙周疾病是頭部的疾病。人直立行走，原本就容易出現比四足動物難供應血流到頭部的狀況。一旦出現彎腰駝背，頸動脈受到頸部緊繃肌肉壓迫，從心臟輸出的血流想順利往上通過頸動脈進入頭部，難度勢必增加，

還有一個關鍵問題，一旦頭部的血流供應不足，大腦有優先使用氧氣的權力，所以眼睛、耳朵、鼻子與牙周組織都更容易發生缺氧的問題，牙周病自然不易改善。

受到影響，而自體免疫不斷被啟動，等於讓身體過勞、耗氧過度，當氧氣供需失衡，疾病更難改善。

二、骨質疏鬆

骨質疏鬆的關鍵問題是身體的高酸性，不僅是攝取大量糖分或高油脂等加工食物，更是身體缺氧的後遺症。身體一旦缺氧，釋出的酸性物質多，使骨質溶解，這時補充鈣質為時已晚。牙齒靠牙根深入顎骨的齒槽骨頭，骨質流失好比樹根或橋墩遇上土石流，地基不穩固，牙齒自然容易動搖。

當牙齒鬆動，甚至脱落，影響咀嚼能力，吃東西時不好咬、不好咀嚼，使臉部的咀嚼肌肉弱化，會進一步導致顎骨變得更狹窄、上呼吸道更不暢通，不僅缺氧更嚴重，也使顎骨更疏鬆，反過來加重牙周疾病的症狀。

三、咬合不正

人不到四十歲就有骨質流失的老化現象，不僅逐漸產生皺紋，頭顱骨頭也慢慢變小。雖然一開始的變化微乎其微，但微量的改變可能就是掉牙的開始。

牙周骨頭的耗損使咀嚼弱化，如果骨架結構又慢慢狹窄，位在骨架上的牙齒被迫跟著位移，上下牙齒的咬合位置會開始變化。從四十歲~八十歲，漫長的時間、微幅的變化加總起來就是巨大改變。牙齒排列愈來愈凌亂，咬合也開始不穩，咀嚼時，咬合干擾增加，出現額外的咬合撞擊，牙齒受到不當外力傷害，是出現牙周疾病的關鍵原因。

牙齒動搖，咬合力量會不穩定，咬左邊

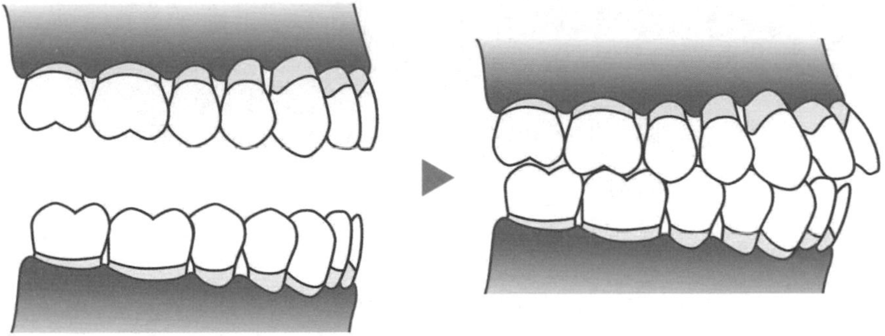

咬合干擾產生咬撞擊

也不是、咬右邊也不是，不僅咀嚼功能與效率變差，腸胃系統也變得不理想，不容易獲得營養，身體就容易衰老。

牙齒咬合的支撐不足使人容易彎腰駝背，彎腰駝背之後，牙齒的咬合力量愈大，除了承受正常咀嚼受力外，體態的改變使牙齒隨時受力，因此動搖情況愈來愈嚴重，牙齒咬裂的機會也愈來愈大。

調整咬合，減輕牙周疾病

首先，要去除動搖的牙齒的額外受力，讓牙齒減少受到推擠的機會，方法包括請牙醫師修磨牙齒高度，或是利用穩固牙齒協助固定動搖牙齒。製作暫時性相連的牙橋也是一個好方法。

其次，製作穩定咬合的咬合板，使牙齒咬合的受力變得平均，同時透過咬合板的高度，改善老化、彎腰駝背的體態，舒緩頸椎壓力，減輕牙齒咬合的受力，也使自律神經系統的功能盡量恢復正常。

夜間磨牙也是牙周疾病的關鍵殺手

交感神經亢進代表缺氧，造成咬合磨耗，使咬合高度減少，舌頭活動空間更不足。吞嚥與發音時，舌頭對牙齒的額外推力加大，咬合磨耗造成牙齒過度承受力量而動搖，也是牙周疾病的關鍵原因。

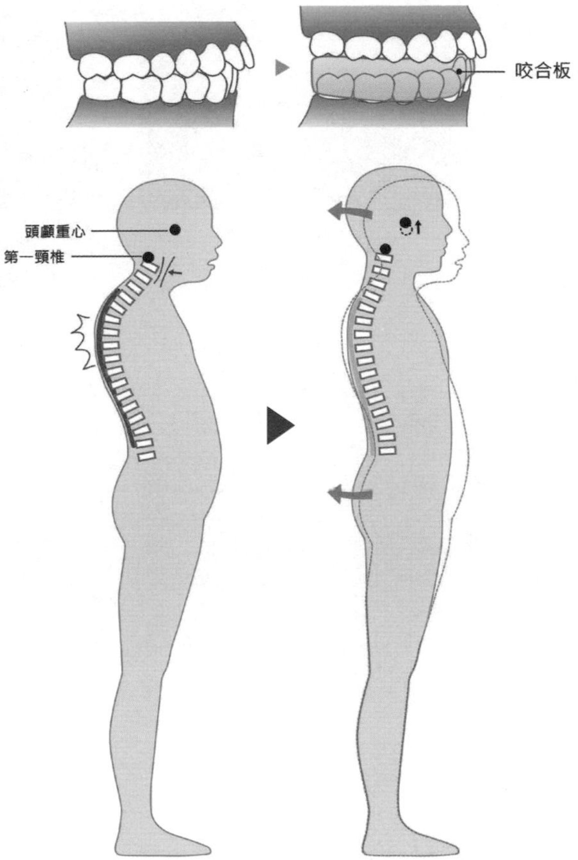

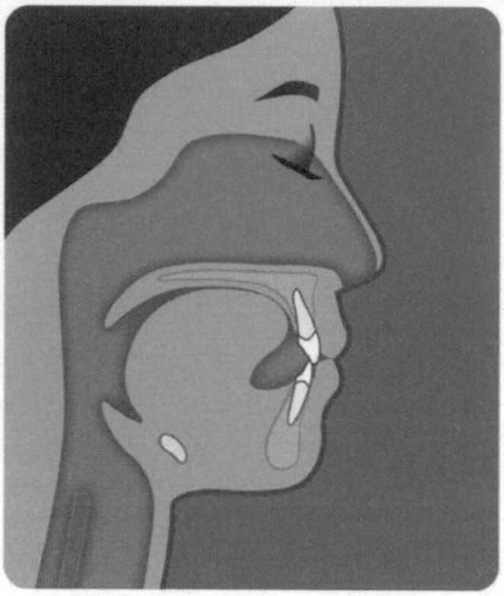

正常顎骨空間
與舌頭位置

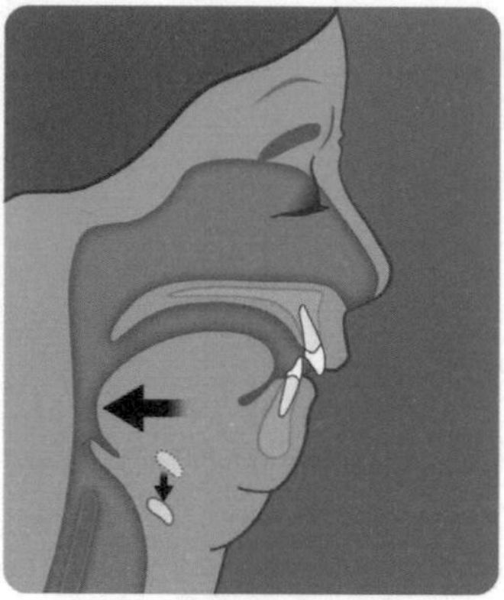

老化使顎骨狹窄
舌頭被迫往咽喉移動

四、吞嚥異常

老化使顎骨狹窄，接著，使牙齒排列變得凌亂，舌頭活動的口腔空間變得狹小，導致說話時大舌頭，吞嚥時對牙齒的推力增加，甚至整個舌頭被迫往咽喉移動，增加打鼾的機會。如果沒有給舌頭足夠的活動空間，最後將推垮所有牙齒，後果十分嚴重。

正常的吞嚥動作是舌頭輕輕往上頂著上顎，牙齒輕輕咬著，然後將食物細嚼慢嚥，混合唾液，變成軟性食糜，輕輕往咽喉移動，啟動吞嚥反射，自然將食糜吞下。

食物只有變成軟性的食糜時才容易吞嚥，如果沒有確實咀嚼食物，成塊的食物就需要舌頭費勁地推入咽喉，吞嚥動作就會變得異常。時間久了，吞嚥異常對牙齒產生的異常推力就導致牙齒動搖，不僅牙周疾病容易惡化，連人工植牙也會受不了舌頭的推力。

有研究指出，舌頭對牙齒的推力超過五百公克，相當於半公斤的力量，而每天吞嚥在兩千次上下，每次推力超過〇．五秒，等於舌頭在每天將近二十分鐘的吞嚥時間中，對牙齒施予加起來超過一千公斤的推力。

各位試著用拳頭搥門，每天兩千次，每次半公斤，門受得了嗎？吞嚥異常使舌頭對牙齒的不當推力，比滴水穿石的力量還要大上百倍、千倍。異常的吞嚥是牙齒產生牙周疾病的關鍵原因，只是大家看不到、聽不見，所以未加以重視。

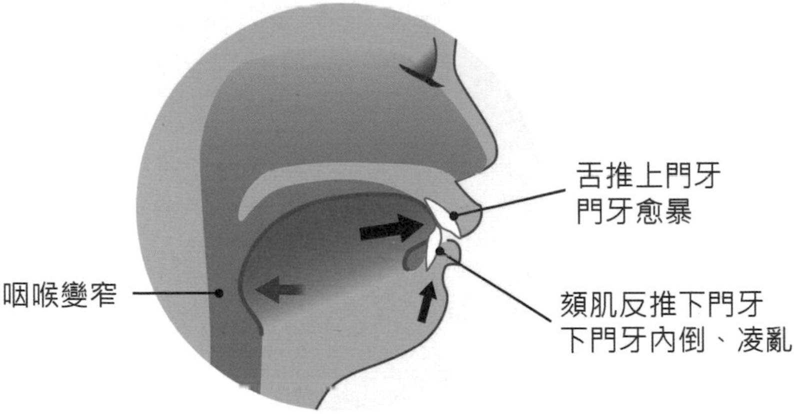

吞嚥異常影響

以上門牙為例，吞嚥異常，舌頭對牙齒的異常推力使上門牙愈推愈暴牙。同時下嘴唇下方的頦肌會反推下門牙，結果下門牙愈來愈往內倒，甚至齒列凌亂。當門牙內倒後，下嘴唇會對已經暴出的上門牙產生往上、往外的推力，加重暴牙的結果。門牙位置移動後，下巴後縮，咬合高度變短，舌頭活動空間不足，愈往咽喉移動，打鼾愈嚴重，同時彎腰駝背也愈嚴重，最後的下場當然是門牙掉光光。

牙周疾病與齒列不整的病因，可能系出同門

成年人的牙周疾病和小孩子的齒列不整，都與顎骨狹窄有關，成年人是因為骨質疏鬆，而兒童則是缺乏咀嚼。顎骨狹窄、舌頭活動空間不足，開始對牙齒增加不當推力。小朋友還在發育階段，骨頭軟，舌頭推一推，骨頭還能跟著變形，所以牙齒只是排列開始變得凌亂；但年紀大了，再生能力變差，骨頭變硬，舌頭推一推，骨頭硬梆梆不動如山，所以牙齒就鬆了。不要小看舌頭的異常推力，可能就是牙周病一直治不好的原因。

國字臉與頸椎壓迫

吞嚥異常時還會出現兩個動作，一個是牙齒重重咬一下，同時很有禮貌地點個頭。看似不起眼的小動作，卻是國字臉與頸椎壓迫增加的關鍵。吞嚥動作一天兩千次，甚至睡覺時間也要吞口水、有禮貌地點頭，這樣持續不斷地用力，不僅讓臉型改變，同時也導致牙齒產生每天兩千次比咀嚼還要用力的咬合力量。

想改善要從大量咀嚼與正常吞嚥練習開始，協助顎骨擴開，再透過吞嚥練習，慢慢改善，也可以透過不拔牙的顎骨擴開功能性矯正。

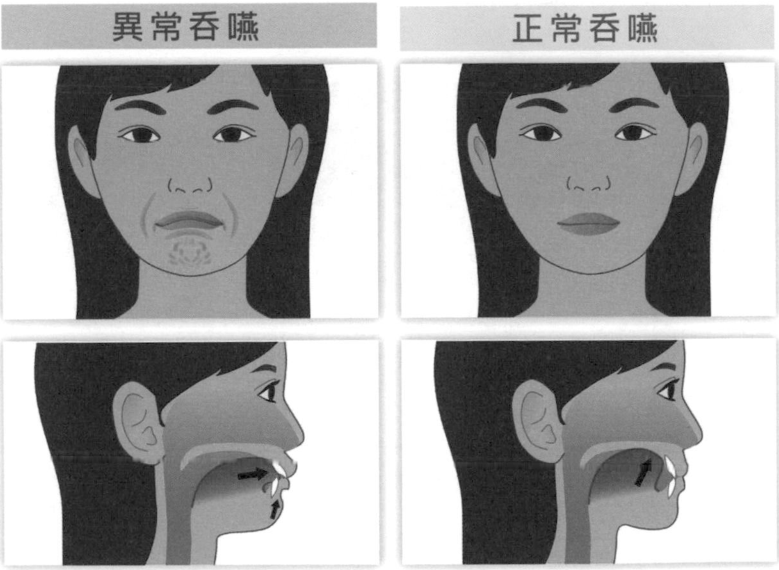

練習正常吞嚥

請大家準備一杯開水與一面鏡子，準備好後，面對鏡子喝一口水，記得，喝水的時候，用眼睛注意看看自己嘴唇周圍臉部的表情，是否出現抿一下嘴唇的動作？用耳朵注意聽水吞下喉嚨時，是否出現水通過的「咕嚕」聲音？牙齒是否會重咬一下？是否會點頭？

請大家再含一口開水，嘴巴微張，慢慢將舌頭往上移動，一直到碰觸不到上門牙為止，確定沒有碰觸到上門牙之後，開始慢慢將這口水吞嚥下去，很困難對不對？請大家不要用力，輕輕將這口水吞下就可以了，特別是上下排牙齒輕輕咬一下就好，從鏡子裡面注意，嘴唇和周圍肌肉是不會用力的。

開口吞嚥訓練

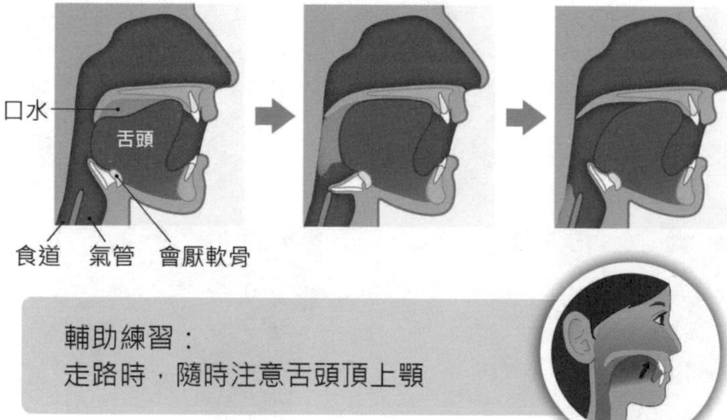

聽水吞下喉嚨時的「咕嚕」聲，如果變小了，就代表吞嚥方式是正確。因為異常吞嚥不僅費力，而且會將口腔中的空氣一起吞到肚子裡。每天把空氣吞到肚子裡兩千次，腸胃怎麼可能不會脹氣？吃再多藥也改善不了症狀。

侵入性治療前，先恢復細胞再生能力

等身體的氧氣供需改善，細胞獲得再生能力，再做比較侵入性的牙周治療，可以減少破壞，獲得較多修復的機會。

其實不僅牙周疾病，五臟六腑的疾病也一樣，如果先回復細胞再生能力，疾病的治療效果勢必更理想。

疾病大致可以區分成免疫系統啟動的「對抗性疾病」，以及身體老化萎縮的「退化性疾病」，以牙周疾病為例，免疫系統啟動發炎反應的牙周疾病，好比春天的落葉，是為了長新芽；而沒有發炎反應的牙周疾病，好比秋天的落葉，是枯萎凋零的結果，差異在組織細胞是否有再生能力。

避免牙周疾病，先回復顎骨大小

顎骨狹窄弱化，導致呼吸道狹窄、牙齒排列不整齊，進一步造成舌頭推力過大與掉牙。如果牙齒動搖的程度還不嚴重，在平衡體態與改善打鼾後，可請牙醫師做適當的顎骨擴張。盡心盡力做好口腔衛生，細膩地將每一顆牙齒照顧好，照三餐使用牙刷、牙間刷、沖牙機，然後請牙醫師針對牙周破壞嚴重的區域，盡量將牙齦內的深層牙結石清除乾淨，一點都不能妥協，如此才可以擺脫年老掉牙的宿命。

人老了就無法協助顎骨擴張？

從人工植牙的治療來看，大約四～六個月，種植到顎骨內的純鈦金屬，就可以和骨頭裡面新長的骨細胞整合在一起，甚至牙齒拔掉之後可立即種下人工植牙，人工植牙根會牢牢地卡在顎骨，而且愈來愈穩定。骨細胞一輩子都在生長，矯正時做顎骨擴張的治療也一樣，只要給予適當往外擴張的力量，顎骨幹細胞會分化成骨細胞，輔助顎骨橫向擴張。

Chapter 06

好習慣讓你不生病

不管是身體或口腔的疾病，都有脈絡可循，除了意外傷害，不太可能無中生有，突然出現可怕病痛。疾病往往是因為習慣不良，忽視小病痛，慢慢累積成大病。看了本書後，大家可以理解萬病不離「缺氧」和「體態失衡」，一切根源從「頭」開始。

健康要靠自己維護，請檢視自己長年的習性，而不是把性命交付到醫師手上，很多病人把醫師當成神，事實上，醫師只是救急，以搶救傷患生命為天職，也思考如何補救病人生活習慣的不足。救急要看病人的天命，醫師只能盡力而為，而生活習慣終究要自己培養。

因為長時間投入醫療工作，我從年輕氣盛時責怪病人為何不照顧好牙齒，到後來慢慢懂得關心病人是否太累、太忙，還是有什麼困難才會造成現在的疾病，否則不應該花了很多時間治療，但半年、一年後還是狀況連連。

疾病來自長期不良的習慣

人沒有遇到病痛，很難理解失去健康的痛苦，二十歲健康的年輕人很難想像自己五十歲時可能滿口無牙。等一顆又一顆牙齒被拔掉，還不明白本來好端端長在嘴巴裡面的牙為何會掉？這樣的結果是滿口病菌、長期高酸性、長期血氧量不足、長期經絡功能低下造成的。

試想，當手上有傷口，你會急忙擦藥，希望傷口快好，可是多數人對嘴巴裡的牙齦紅腫卻視而不見，甚至無視刷牙時流血的狀況。其實牙齦紅腫與手上的傷口一樣嚴重，都需要多照料，使傷口恢復健康。牙齦紅腫需要多刷牙、清潔牙齦傷口，紅腫才會快一點消退。如果覺得無所謂，長期忽視，日積月累，口腔的問題一發不可收拾，最後將必須一而再、再而三就診。

人活著就要能夠用鼻子呼吸、用嘴巴吃飯，身體健康時，希望能用腳走路，可是現代人紛紛改用嘴巴呼吸；吃飯時沒有什麼咀嚼，就急忙將食物吞進胃裡，導致食物對身體的破壞多於養分的消化吸收；加上現代人以車代步，別說一天一萬步，連五千步都很難做到。更別提加班過度、忘記喝水、熬夜失眠等不良習慣，難怪現代人罹患的疾病都愈來愈棘手。

大家對各種怪異的疾病愈來愈擔心，卻同時愈來愈糟蹋自己的身體，可能是以為藥廠會研發出應付各種疾病的藥物，很多人卻沒想到藥物都有副作用，有時藥吃多了，反而增加罹患其他疾病的機率。好習慣才是遠離疾病的唯一方法，接著向大家說明如何養成良好又簡單的生活習慣，永保健康。

陽光、空氣、水與細嚼慢嚥的養生法

一朵花生存需要充足的陽光、流動的空氣、適量的水與養分，人也一樣，只是現代人住在水泥叢林，遠離土地和大自然，也遠離水源和大海。每天為了生活忙碌，看似住在豪宅，實際上卻像住牢籠，身體靜電排不掉，美術燈與省電燈泡電磁波又強，電器用品輻射多，加上空氣汙染嚴重，在現今社會要好好養生真的很不容易。

多年來，我都告訴病人：如果能多接觸陽光、空氣、水，做到細嚼慢嚥，對身體健康的幫助就已經足夠，再加上有目標、

陽光、空氣、水啟動大自然的療癒力量

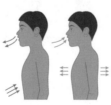

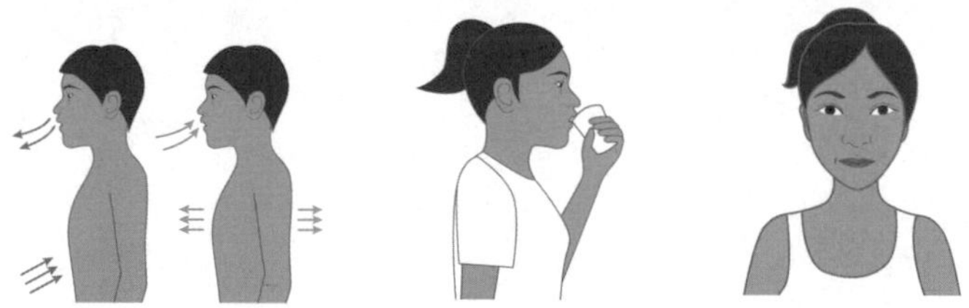

有效率地活動，就能為健康加分。

一、陽光

人不能離開陽光，可是現代人辦公多在室內，開著空調冷氣，要健康，第一件事情就是多晒太陽，每天至少晒三十分鐘以上，才能分泌足夠血清素，安定神經，如果搭配快步走或慢跑，更理想、更有氧。

白天光線充足，分泌較多

陽光的好處

1. 增加氧氣使用效率、降低心跳的速度
2. 促進一氧化氮分泌，讓微血管擴張，同時舒緩高血壓、糖尿病等慢性病的症狀
3. 協助細胞新陳代謝，也提升粒線體產生能量，同時改善毒素的分解與排出降低過敏，多晒太陽可以減少氣喘用藥
4. 增加人體對維他命D合成及鈣質的吸收，避免骨質疏鬆
5. 身體容易放鬆，不容易疲倦
6. 注意力更能集中，學習效果更好，穩定情緒，行為較不會偏差
7. 抑制細菌、改善黃疸症狀（將血液中的膽紅素轉變為無害的物質）
8. 預防近視，改善視力

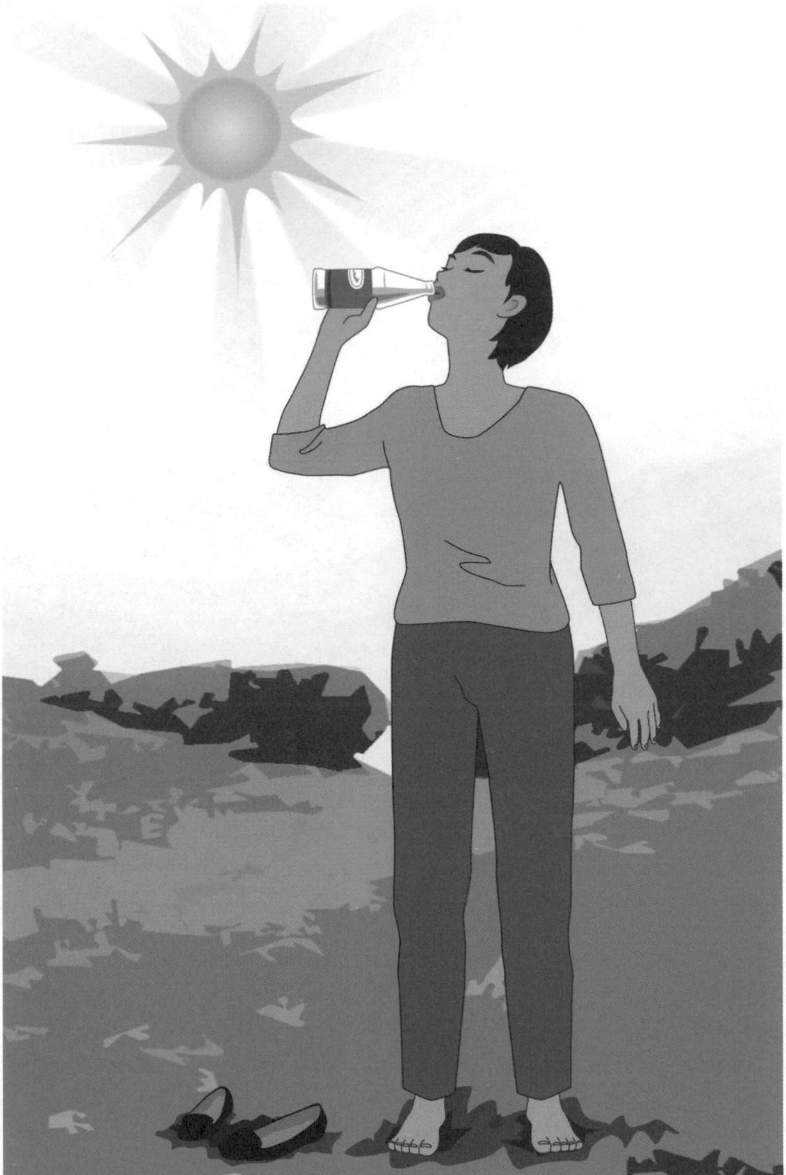

血清素，能穩定情緒，幫助大腦活絡。除了每天晒太陽之外，也可以透過有氧運動與細嚼慢嚥來促進血清素分泌，避免負面情緒產生。到了晚上，光線盡量少，讓褪黑激素可以多分泌，有助提升睡眠品質，同時舒緩容易焦躁的交感神經，增強免疫功能。

如果日照不足，人體的生理時鐘就可能失序，容易造成內分泌失調、生理節奏混亂，而血清素分泌不足將導致情緒障礙，情況嚴重時甚至憂鬱或自殺。

知名的癌症治療專家潘念宗醫師一再提到，要遠離癌症就接觸大自然，獲得足夠日照，讓身體獲得充足能量。如果實在沒時間，也要盡量在週末與假日到戶外活動。現代人因為穿鞋與居住環境，導致身體電位失衡，加上過度勞累，很容易靜電過多，所以到戶外時，建議脫下鞋子踩踩地，讓身體排放靜電。同時慢慢喝水，讓陽光、空氣、水與地球這四個對身體有益的負電荷，快速幫助平衡電位。到海邊沙灘上走走更好，大量的海水會更快排除身體靜電。記得排靜電時，要在溫暖的氣候下行動，太冷的天氣反而使寒氣從腳底進入身體，適得其反。

陽光最好

植物工廠雖然利用LED燈照射來加快生長，可是缺少太陽照射，多少會失去了真正的能量。

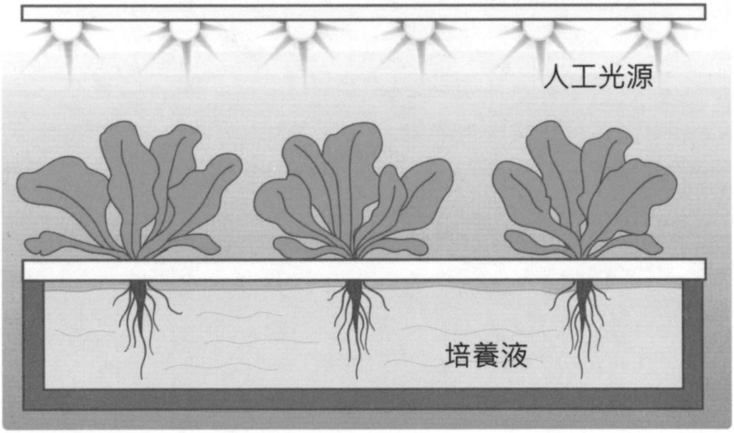

透過LED人工光源取代陽光，以培養液取代土壤

二、空氣

本書的重點在於「氧氣供需才是身體是否產生疾病的關鍵」，現在已經是搶氧氣的時代，氧氣產品愈來愈多。最簡單的方法就是重新學習呼吸，確實瞭解如何運用吸氣肌肉與呼氣肌肉。

改變習慣需要大量練習及時間累積，一位癌症患者向我抱怨，他每天練習一個小時的氣功，難道還會不足？也有一位朋友說，他發現早晚各練習十分鐘深呼吸沒有用。他們說得沒有錯，只有在練習才深呼吸是沒有用的，呼吸是隨時要做的事情，不是只有在練氣功或練習深呼吸時才做深層呼吸。

隨時都需要深層呼吸，可以設定一些目標，例如走路時看到紅綠燈，就以舌頭用力頂上顎，同時「腰挺直、微笑、用鼻子深層呼吸」；每逢整點喝水時，舌頭也馬上用力頂上顎、深層呼吸。能隨時深層呼吸，身體一定有感覺。

供氧量提高了，也要控管耗氧量，最基本要做的是拒絕牛奶、蛋、麵粉與糖製作的加工食品，盡量吃有機食物，減少對身體的毒害。

其次，要注意自己是否有靜電反應、牙周疾病或是尿液發臭等小細節，關心自己是否屬於酸性體質，像福爾摩斯抽絲剝繭辦案一樣，從長年的症狀紀錄著手，慢慢找出疾病發生的原因，而不是頭痛醫頭、腳痛醫腳，甚至因此遮掩疾病的真相。

三、水

除了氧氣，身體還需要大量水協助有氧呼吸產生能量。人體血液中的水分大約只有五公升，補充組織細胞使用，同時將組織細胞代謝出的廢水排出，可是人一天要排除尿液一～二公升，排汗一～二公升，甚至流口水一～二公升，如果呼吸急促或用嘴巴呼吸，還要再從口鼻多排除一～二公升水，加起來大約五～七公升水。

一天單靠飲食補充不到一公升的水，如果補充的水太少，身體的水就不夠使用，難怪現代人都口乾舌燥、皮膚乾澀。

請問，馬桶裡的水回收再利用，大家喝不喝？

相信大家都會搖頭說不要，可是當身體水分不足，又需要水分來提供細胞代謝與產生能量，只好從身體的馬桶——堆積糞便的大腸——回收水使用。大腸不僅過勞，也因此造成便祕，而且回收的水一定是酸水，正電荷多，使用效率一定不好，所以奉勸大家養成喝水

喝茶的問題

老人家泡茶習慣愈喝愈濃，看似整天喝茶，但不代表喝很多水，因為過濃的茶是高張溶液，腸胃道的正常細胞內水的濃度反而比較低，這時候水會流出細胞，造成細胞脫水。

如果有朋友習慣泡茶泡很濃，記得提醒他，喝淡一點的茶才有益健康！

高張溶液

過濃的濃茶是高張溶液，易使細胞脫水

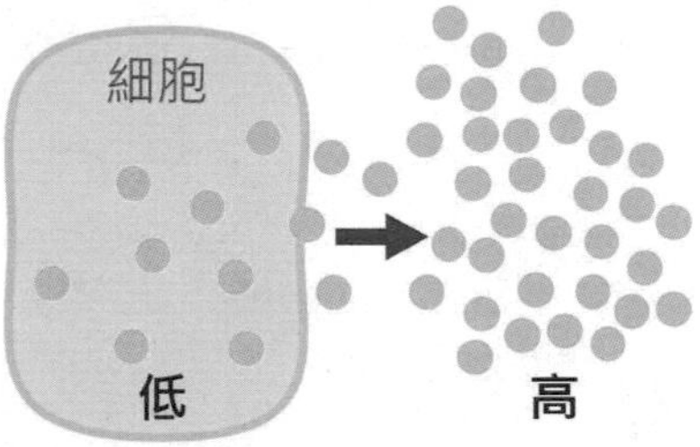

細胞內水的濃度 ＜ 細胞外的濃度

低張溶液

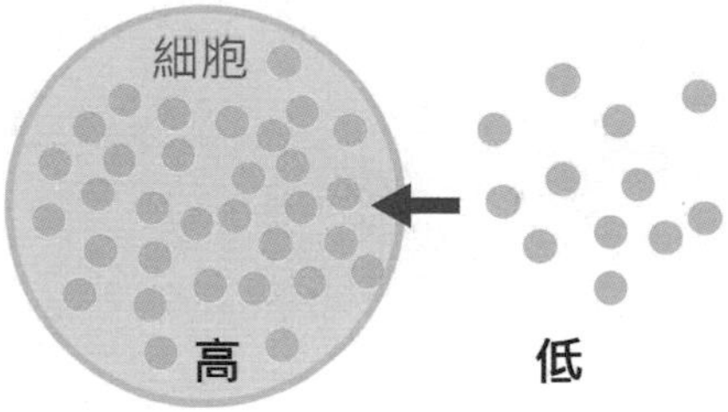

細胞內水的濃度 ＞ 細胞外的濃度

的好習慣。

喝水習慣如何建立？

理想的喝水習慣就是「隨時喝」，準備簡單約四百～五百毫升的水壺，早上起床後慢慢喝一壺，早上、下午和晚上再分別慢慢喝一壺，這樣一天就可以喝進兩千毫升的水，加上正常的飲食提供的水分，應該足夠。

隨時喝，因為一下子喝太多水（也許三百～五百毫升），身體的反應就像水庫蓄水量突然大增，然後馬上排洪一樣，過一下子就會想上廁所或是流汗，等於白喝了這杯水。常常有病人告訴我他不愛喝水，因為一喝水就想上洗手間，其實這是喝水太急的結果。

另外，人身體的含水量會隨年紀慢慢降低。小朋友稍微跑一跑就滿身大汗，是因為身體含水量高，所以水分補充很重要；而老人家身體含水量低，更要補充水分，只是要長時間、隨時慢慢補充。

身體的水平衡趨勢不容易改變，一、兩個星期大量喝水，改變不了原本身體水含量的比例，一定要長時間慢慢透過喝水與運動提升水含量。我常告訴病人：「要好命就要會養生，而養生之道的關鍵在於養『氣』與養『水』，隨時深呼吸、隨時喝水，組織細胞功能才會健全。」

最理想的運動與改變負面情緒的方法

第二章提到，要改善身體的發炎反應，發燒是個有效率的方式（可是身體不會無緣無故出現發燒的反應），現代人長期慢性缺氧造成自由基傷害，身體很容易就有發炎症狀，這時候要靠運動來幫助改善發炎反應，一方面訓練呼吸肌肉，促進心肺功能；另一方面加快血液流速，促進血液循環。

只是要注意，四十歲以下要跑要跳，身體都足以負荷，但是年過四十，身體已經開始老化，這時候運動要以有氧運動為主，而不是為了運動而運動，每天跑操場，結果過勞，對身體不見得有益處。

我推薦的運動以快步走與慢跑為主，如果下雨天，則是改以跳繩為輔，運動的目標首先就是要有氧，到運動場跑個一圈，身體開始有點喘的時候，可以改成快步走，走一、兩圈

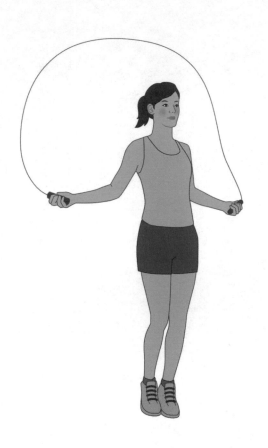

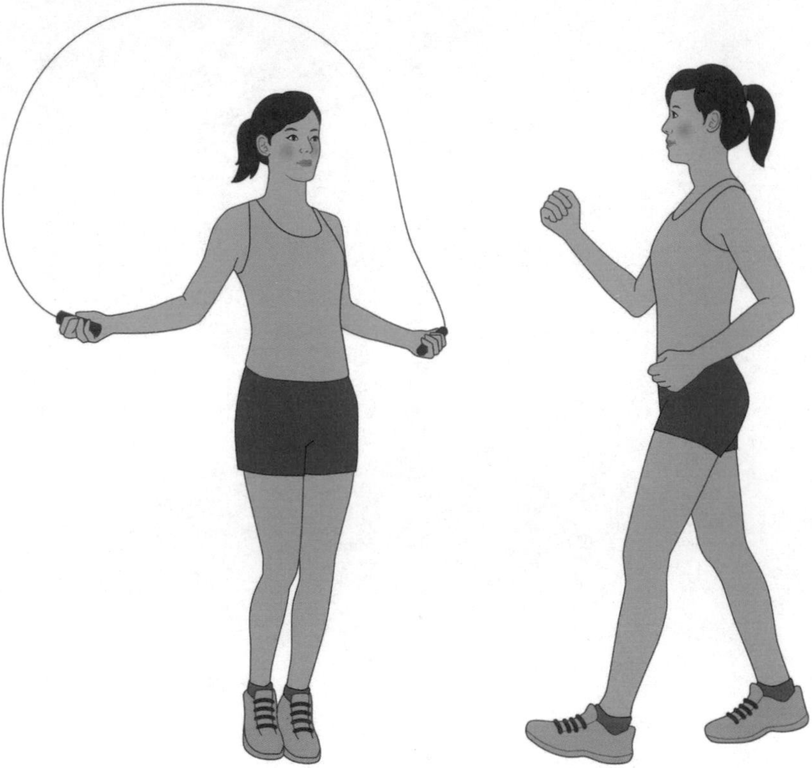

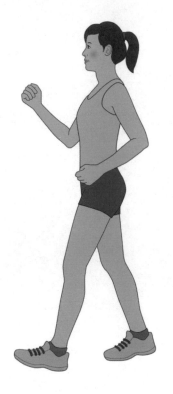

再慢跑，開始喘時再改回快步走。

無論如何，腰挺直、微笑、深層呼吸，不要運動到喘不過氣來，結果彎腰駝背，累得半死，也不要只運動特定部位的肌肉。例如急著跑，結果小腿痠痛，一下子就跑不動了，這時候將腳步慢下來，改成抬腿走路，十幾二十步之後，很快就會改善小腿痠痛的情況。這時候改成和跑步選手一樣的跳躍式慢跑，輕輕鬆鬆地跑，感覺身體輕微地跳躍，再慢跑一、兩圈，不會鐵腿，呼吸卻感到比較鬆鬆愉快，而且身體也容易維持端正的姿勢。

慢跑要盡量慢，快走要盡量快，運動時要注意呼吸的節奏，原則上，和呼吸練習一樣，要深深吸足空氣，也要將空氣吐乾淨，用鼻子吸鼻子吐，或是鼻子吸嘴巴吹，絕對不要同時用嘴巴吸氣嘴巴吐氣，即使累得喘不過氣也不要用嘴巴呼吸（跑得這麼勞累，等於過勞與過度耗氧）。

運動時間不要太長，使自己太疲勞，但要足夠，能運動到冒汗。身體發熱，才會有模擬發燒、改善發炎的效果。運動完不要急著喝冷飲，也不要急著沖冷水澡，這只是抑制身體藉流汗排毒的能力。

我的建議是運動多久就要有多兩倍的時間做舒緩運動。如果到運動場運動二十分鐘，剩下時間慢慢走回家，同時做聳聳肩、抬抬腳的舒緩運動，或是雙手往上伸出，做投籃般的動作，協助放鬆肩膀肌肉，都可以使身體的核心肌群放鬆。

快速舒緩情緒的方法

如果突然有情緒，介紹一個簡單方法幫助大家在短時間內平復，動作非常簡單：眼睛左右看。可以用手指導幫忙導引，眼睛看到最左邊，然後慢慢移動到最右邊，專注在眼球左右運動。也可以用眼睛往上再往下的方式，吸氣時，眼睛慢慢往上移動，吐氣時眼睛慢慢往下移動，透過規律性動作讓情緒快速緩和。

美好的人生從微笑開始

微笑有神奇的力量，不僅讓周遭人一起開心，也會使自己的臉型更年輕。微笑時鼻翼擴張，促進鼻道擴張，改善鼻子過敏症狀；舌頭上移，氣道擴張，改善咽喉氣道通氣。鼻道與咽喉氣道等上呼吸道更暢通，所以吸入肺部的空氣更多，身體有氧更健康。

微笑促進臉部肌肉恢復彈性，變得緊實，活化臉部經絡，還能舒緩牙齒咬合，如同啟動體態平衡的開關，使身體從頭顱、肩膀到骨盆整個結構恢復平衡，甚至可以微調頭顱的各個骨頭，活化大腦功能，快速啟動自律神經系統，調和生理功能。最後，微笑使上下牙齒咬合分開，活化身體本體感覺接受器及經絡。

喜怒哀樂

開心與快樂就是在深呼吸，大笑更是腹式呼吸的極致表現，使身體有氧而活化。憂傷與憤怒等於不斷跑馬拉松一樣勞累；嘆息、發怒更讓人像是氣球洩了氣，只吐氣卻沒什麼吸氣，身體更缺氧，一定百病叢生。

接地氣

人穿了鞋子，身體就和地球不通電了，而身體隨時產生正電，正電太多，細胞電位異常，生理功能也會因為氧氣使用效率變差而異常。少了有巨量負電荷的地球或海水協助身體電位平衡，更容易造成疾病。

要排靜電，也就是接地氣，坊間有一些接地氣的產品，有一定效果，但我還是推薦大家盡量回歸大自然，大自然有最理想的電位。高樓大廈只會產生異常電位，對健康不利。最簡單的接地方法就是深呼吸，慢，但確實有效（氧氣是負電）！

身體在正常生理作用下會一直產生正電，如果鼻塞、打鼾或過度勞累造成缺氧，容易變成酸性體質，產生的正電更多。以我個人為例，用兩千元以上的三用電錶交流電，測量過勞的我和地板之間的電位差比我健康的女兒高很多，而且與女兒相碰觸時，我的正電會跑到女兒身上，可以想見，如果大人和孩子睡在一起，孩子往往成為大人身體正電（好比廢棄物）的出口。可是當我和女兒都脱鞋直接接觸地板，正電就獲得釋放了！

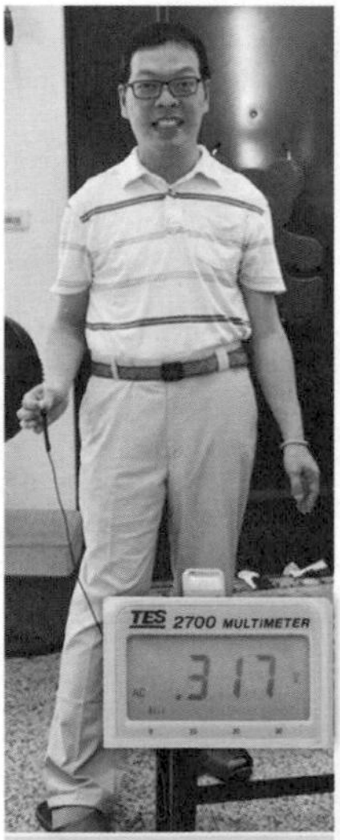

我和家裡地板電位差
穿鞋（房屋一樓）

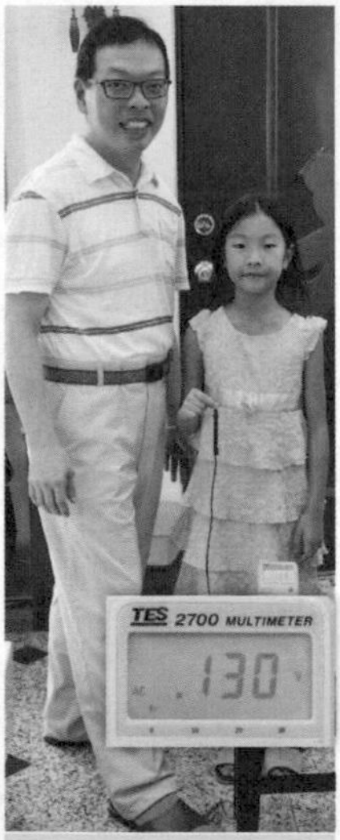

女兒和家裡地板電位差
穿鞋（房屋一樓）

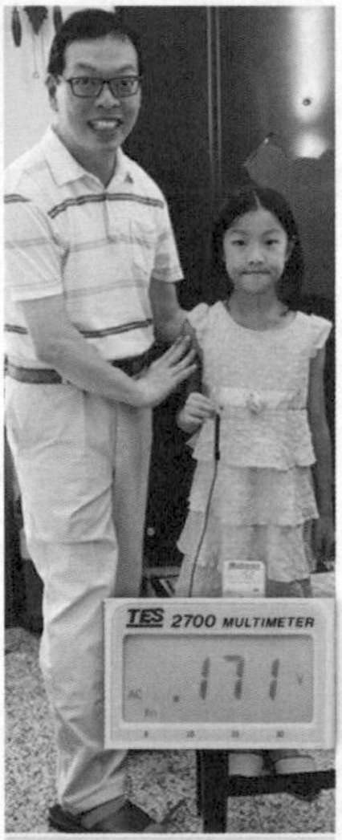

我碰觸女兒後
女兒和家裡地板電位差
可見我身上的靜電
往女兒身上瞬間轉移
穿鞋（房屋一樓）

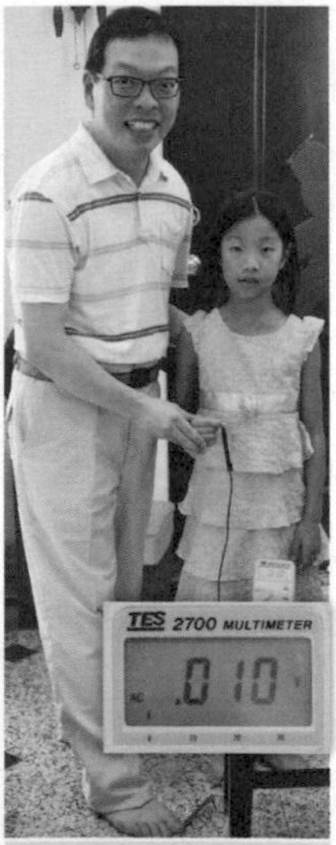

我碰觸女兒後
女兒和家裡地板電位差
脱鞋（房屋一樓）

家裡插座的接地狀況
值得大家多加注意！

打出「更健康、更幸福」的牌

我們改變不了上天發給我們的牌，只能決定怎麼打這手牌。

——蘭迪．鮑許（Randy Pausch）

我多年前看過蘭迪．鮑許《最後的演講》，後來也到網站上看到這部經典的演講影片，演講的主題是「全力實現兒時夢想」。作者對理想的堅持很感人，影片中特別提到，當他翻出從小到大的家族照片，發現自己總是面帶微笑，顯然他的父母與家人給他足夠的愛，也給他揮灑自如的空間，是他能夠實現兒時夢想的最大力量。確實，「微笑」擁有神奇的力量，不僅啟動身體自我療癒的能量，更是獲得支持的能量。

從女兒一出生，我就努力用最開心的笑容來看她，小朋友很善解人意，每次微笑看著女兒，她也會用最美的笑容看著我。相信每個父母看到孩子的笑容，不僅感到滿足，也會自豪，雖然社會環境與工作、家庭的壓力都大，讓大家很難提得起精神，在這樣的情況下更應該樂觀面對，就像蘭迪．鮑許說的：「我們改變不了上天發給我們的牌，只能決定怎麼打這手牌。」樂觀面對環境給的壓力，環境造成的傷害，更要從改變生活習慣開始，才有機會遠離疾病。祝福大家！

附錄1 身體氧氣供需自我評估表

一、供氧是否不足？

環境因素

□大氣含氧量降低（百年來二五％↓二一％）
□空氣品質不良（空氣汙染、溫室效應）
□住家或工作環境通風不良

呼吸道因素

鼻過敏、口呼吸

用口呼吸容易出現的症狀：
□容易口乾舌燥
□容易牙齦紅腫、牙垢多
□經常性蛀牙
□容易有暴牙或戽斗臉型與咬合不正
□睡覺容易打鼾

附錄二 A練習

打鼾、睡眠呼吸中止症

容易打鼾症狀：
□雙下巴
□舌頭邊緣有牙齒印痕
□說話大舌頭
□張口時看不到懸壅垂
□白天容易想睡、容易感到虛弱
□有胃酸逆流症狀

附錄二 B練習

	血液血管因素	細胞因素
□矯正拔除二~四顆小臼齒病史 □彎腰駝背、呼吸淺、狼吞虎嚥 □抽菸、常煮飯菜（油煙多） □肺部疾病	□缺乏運動 □慢性疾病（高血壓、心臟病、糖尿病） □貧血（地中海型貧血、缺鐵性貧血等） □子宮肌瘤、痔瘡、腸癌等出血性疾病 □容易靜電反應（紅血球沾粘）	□少晒太陽、少喝水 □少到戶外接觸大地、少到海灘接觸海洋 □天氣乾冷時容易靜電反應（細胞缺氧） □骨質疏鬆症狀

二、耗氧是否過量？

□人忙（超時工作、過度勞累、熬夜看書）
□心忙（煩惱多、情緒多、工作課業壓力大）
□過敏（喜歡牛奶、蛋、麵粉、糖製加工食品）
□肥胖
□經常外食、嗜吃飲料、零食、冰品

睡眠品質差

□失眠、淺眠、熬夜，總是睡不飽
□打鼾、睡眠呼吸中止症
□睡眠時胃酸逆流
□夜間磨牙、翻來覆去、踢被子
□尿床、尿失禁、容易起床上廁所

牙周疾病

□牙齦容易紅腫流血
□牙齦萎縮、牙縫變大
□牙齒已經動搖
□有缺牙

系統性症狀	牙齒咬合異常	體態失衡
□慢性疾病（高血壓、心臟病、糖尿病等）	□顳顎關節疼痛、偏頭痛、起床頭痛	□容易彎腰駝背
□自體免疫病（紅斑性狼瘡、類風溼性關節炎）	□張口時，顳顎關節有聲響	□容易肩頸痠痛、腰痠背痛
□注意力不集中與過動症、老年失智	□夜間磨牙、日間牙齒緊咬	□有脊椎側彎
□容易食欲不振、便祕	□牙齒出現碎裂、斷裂	□習慣蹺腳
□容易勞累、沮喪、焦慮或愛抱怨	□牙齒周圍骨頭隆起、顎骨骨瘤	□身體其他部位疼痛
	□牙齒開始凌亂	

附錄 2 恢復健康的簡單運動 step by step

A 練習 自我改善鼻塞與鼻過敏

鼻塞自我改善訓練

1.含溫水。
2.輕輕捏住鼻子，快速點點頭，想呼吸時，放開捏住鼻子的手，慢慢用鼻子吸氣。
3.依序改成左右擺頭、左右搖頭，甚至捏著鼻子快步走，想呼吸時，放開捏住鼻子的手，慢慢用鼻子吸氣。
4.依序練習，直到鼻子暢通為止。
5.然後盡快用透氣膠帶將嘴巴貼著，持續用鼻呼吸。

鼻過敏自我改善訓練

1.隨時腰挺直、微笑、用鼻子慢慢深層呼吸。
2.每天清晨含溫水在陽光下快步走。
3.每週到戶外接觸大地或海洋。

4.拒絕加工食品與含糖飲料。
5.主餐吃有機食物，大量咀嚼。
6.餐與餐之間多二十分鐘咀嚼練習。（堅果、蘋果芭樂切丁、口香糖）
7.少吹冷氣。

B 練習 自我改善打鼾與睡眠呼吸中止症

呼吸訓練（讓身體有氧）

1.一根吸管練習深呼吸（早晚十分鐘）。
2.隨時腰挺直、微笑、用鼻子慢慢深層呼吸。

用鼻呼吸訓練（提升鼻功能）

1.每天清晨含溫水在陽光下快步走。
2.睡覺貼緊嘴巴（成人需搭配止鼾器）。

舌頭運動（改善咽喉水腫）

1.隨時舌頂上顎改善舌頭位置。
2.睡前發音練習（或深層漱口）。

3. 伸舌練習（每天一百下，每次五秒）。
4. 嘴唇張力訓練（閉唇舌頂上顎練習，也是每天一百下，每次五秒）。

有氧運動（改善肥胖）

1. 每天慢跑與快步走十～二十分鐘。
2. 每週到戶外接觸大地或海洋。

C練習 自我改善牙周疾病與各種慢性疾病

睡眠品質改善（請參考 B 練習）

口腔衛生改善

1. 早晚乾刷牙，餐後使用牙間刷。
2. 建議使用沖牙機。

呼吸訓練

1. 一根吸管練習深呼吸（早晚十分鐘）。
2. 隨時腰挺直、微笑、用鼻子慢慢深層呼吸。

用鼻呼吸訓練

1. 每天清晨含溫水在陽光下快步走。
2. 睡覺貼緊嘴巴（成人需搭配止鼾器）。

舌頭運動

1. 隨時舌頂上顎。
2. 開口吞嚥訓練（每天一百下）。

靜電排除

1. 增加身體負電荷。
   甲、晒太陽（朝陽、暮陽）
   乙、身體有氧：隨時深層呼吸
   丙、負離子：森林與瀑布芬多精
2. 促進身體靜電排除。
   甲、海洋（海灘）
   乙、大地（綠草地）

健康生活習慣

1.每天晒太陽三十分鐘。
2.隨時深呼吸。
3.隨時喝水。
4.吃有機食物，大量咀嚼與常扣齒。

輔助治療目標：

1.血壓正常（高血壓改善）
2.血氧正常等於九九％（白天與睡眠時間）。
3.唾液與尿液酸鹼值大於等於7.4。
4.深層睡眠增加到四小時以上。
5.牙菌斑大幅減少。

輔助治療目標達成後，放心將牙周疾病的治療交給牙醫師。

CARE系列025

一根吸管有氧治百病：強化呼吸、恢復體態、抗老有活力

作者—趙哲暘
主編—邱憶伶
責任編輯—麥可欣
責任企畫—葉蘭芳
美術設計—我我設計 wowo.design@gmail.com
繪圖—蔡佳君

董事長—趙政岷
出版者—時報文化出版企業股份有限公司
一〇八〇一九 臺北市和平西路三段二四〇號三樓
發行專線—（〇二）二三〇六六八四二
讀者服務專線—〇八〇〇二三一七〇五・（〇二）二三〇四七一〇三
讀者服務傳真—（〇二）二三〇四六八五八
郵撥—一九三四四七二四 時報文化出版公司
信箱—一〇八九九臺北華江橋郵局第九十九信箱
時報悅讀網—http://www.readingtimes.com.tw
電子郵件信箱—newstudy@readingtimes.com.tw
時報出版愛讀者粉絲團—http://www.facebook.com/readingtimes.2
法律顧問—理律法律事務所 陳長文律師、李念祖律師
印刷—和楹彩色印刷有限公司
初版一刷—二〇一五年七月二十四日
初版十刷—二〇二三年四月十二日
定價—新臺幣三二〇元

時報文化出版公司成立於一九七五年，
並於一九九九年股票上櫃公開發行，於二〇〇八年脫離中時集團非屬旺中，
以「尊重智慧與創意的文化事業」為信念。

一根吸管有氧治百病：強化呼吸、恢復體態、抗老有活力 / 趙哲暘著. -- 初版. -- 臺北市：時報文化，2015.07
面； 公分. -- (CARE系列；25)
ISBN 978-957-13-6320-2(平裝)

1. 呼吸法 2. 健康法

411.12 104011045